I0030280

CONTRIBUTION A L'ÉTUDE

DE

LA SYPHILIS HÉRÉDITAIRE

PRÉCOCE

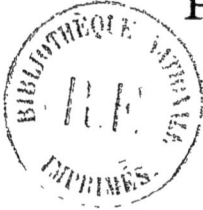

PAR

Ilia-D.-H. IVANOFF

DOCTEUR EN MÉDECINE

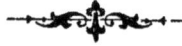

MONTPELLIER

G. FIRMIN et MONTANE, IMPRIMEURS DE L'UNIVERSITÉ

Rue Ferdinand-Fabre et Quai du Verdanson

—

1901

CONTRIBUTION A L'ÉTUDE

DE

LA SYPHILIS HÉRÉDITAIRE

PRÉCOCE

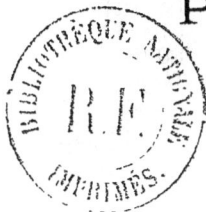

PAR

Ilia-D.-H. IVANOFF

DOCTEUR EN MÉDECINE

MONTPELLIER

G. FIRMIN et MONTANE, IMPRIMEURS DE L'UNIVERSITÉ

Rue Ferdinand-Fabre et Quai du Verdanson

1901

PERSONNEL DE LA FACULTÉ

MM. MAIRET (✻) . . . . DOYEN
FORGUE . . . . ASSESSEUR

Professeurs

Hygiène.	MM. BERTIN-SANS (✻).
Clinique médicale	GRASSET (✻).
Clinique chirurgicale.	TEDENAT.
Clinique obstétric. et gynécol	GRYNFELTT.
— — ch. du cours, M. PUECH.	
Thérapeutique et matière médicale. . . .	HAMELIN (✻)
Clinique médicale	CARRIEU.
Clinique des maladies mentales et nerv.	MAIRET (✻).
Physique médicale.	IMBERT
Botanique et hist. nat. méd.	GRANEL.
Clinique chirurgicale.	FORGUE.
Clinique ophtalmologique.	TRUC.
Chimie médicale et Pharmacie	VILLE.
Physiologie.	HEDON.
Histologie	VIALLETON.
Pathologie interne.	DUCAMP.
Anatomie.	GILIS.
Opérations et appareils	ESTOR.
Microbiologie	RODET.
Médecine légale et toxicologie	SARDA.
Clinique des maladies des enfants	BAUMEL.
Anatomie pathologique.	BOSC

Doyen honoraire : M. VIALLETON.
Professeurs honoraires : MM. JAUMES, PAULET (O. ✻).

Chargés de Cours complémentaires

Accouchements.	MM. VALLOIS, agrégé.
Clinique ann. des mal. syphil. et cutanées	BROUSSE, agrégé.
Clinique annexe des mal. des vieillards. .	VIRES, agrégé.
Pathologie externe	IMBERT L., agrégé.
Pathologie générale	RAYMOND, agrégé.

Agrégés en exercice

MM. BROUSSE	MM. PUECH	MM. RAYMOND
RAUZIER	VALLOIS	VIRES
LAPEYRE	MOURET	IMBERT
MOITESSIER	GALAVIELLE	BERTIN-SANS
DE ROUVILLE		

M. H. GOT, *secrétaire.*

Examinateurs de la Thèse

MM. BAUMEL, *président.*	BROUSSE, *agrégé.*
CARRIEU, *professeur.*	PUECH, *agrégé.*

A MES CHERS PARENTS

ILIA-D.-H. IVANOFF

A MON PRÉSIDENT DE THÈSE

M. LE DOCTEUR BAUMEL

PROFESSEUR DE CLINIQUE DES MALADIES DES ENFANTS
MEMBRE-CORRESPONDANT DE LA « SOCIÉTÉ DE PÉDIATRIE » A PARIS
OFFICIER DE L'INSTRUCTION PUBLIQUE

ILIA-D.-H. IVANOFF.

A M. LE DOCTEUR FORGUE

PROFESSEUR DE CLINIQUE CHIRURGICALE A LA FACULTÉ DE MÉDECINE
DE MONTPELLIER
CORRESPONDANT NATIONAL DE L'ACADÉMIE DE MÉDECINE

Permettez-moi, Monsieur le Professeur, de vous remercier publiquement pour la sympathie bienveillante que vous m'avez témoignée lorsqu'une maladie longue et douloureuse est venue interrompre si inopinément le cours de mes études.

ILIA-D.-H. IVANOFF.

INTRODUCTION

La syphilis est une maladie générale, spécifique et contagieuse. Elle fait partie du grand groupe des maladies infectieuses chroniques et, tout comme la tuberculose, la fièvre typhoïde, elle est provoquée, selon toute apparence, par un microorganisme, que la science n'est pas encore parvenue à découvrir. Ses symptômes se succèdent dans un ordre bien déterminé et présentent tout un ensemble de caractères facilement reconnaissables.

La syphilis comporte deux modes de transmission, d'où ses subdivisions en :

1° *Syphilis acquise.*
2° — *héréditaire.*

La syphilis acquise se transmet d'un individu affecté à un individu sain, indemne de manifestations syphilitiques. Elle se traduit par différents ordres d'accidents : les uns, primitifs, directs, se développant au lieu même où agit la cause, les autres successifs, indirects, soumis à certaines lois d'évolution. Ces derniers accidents se subdivisent eux-mêmes en deux groupes : *accidents secondaires* et *accidents tertiaires*.

Le cadre imposé à notre travail ne nous permet pas de passer en revue les divers accidents de la syphilis acquise. Aussi les passerons-nous sous silence.

La *syphilis héréditaire* est celle qui est transmise au fœtus au moment de la conception ou pendant la vie intra-utérine. Elle se fait remarquer par l'absence d'accident primitif et par sa marche toute particulière. A une époque plus ou moins rapprochée de la naissance, le nouveau-né présente d'emblée la phase de généralisation avec toute sa gravité caractéristique.

Muni de ces données succinctes, préliminaires indispensables à toute appréciation rigoureuse de notre travail, nous allons aborder l'étude de la syphilis héréditaire *précoce* et en faire l'exposé dans notre thèse.

Nous n'avons point la prétention d'étudier dans tous ses détails ce chapitre, qui est sans conteste l'un des plus intéressants de la pathologie générale et de la syphiligraphie. Notre but est bien plus modeste. Nous allons tout simplement faire une étude d'ensemble, une revue générale de la syphilis héréditaire précoce et nous tâcherons d'analyser ces manifestations chez les nouveau-nés par les quelques observations personnelles que nous avons eu l'occasion de prendre dans le service de M. le professeur Baumel, durant les derniers moments de nos études médicales.

Avant d'aborder les détails que comporte l'étude de la syphilis héréditaire précoce, nous croyons utile, après avoir fait l'historique de la question, de décrire brièvement, dans deux chapitres distincts, la provenance de cette maladie et l'influence qu'exerce le traitement et le temps sur la transmission héréditaire de la syphilis. A part ces deux chapitres, notre travail comprend encore quatre chapitres traitant de la symptomatologie, du diagnostic, du pronostic et enfin du traitement de la syphilis héréditaire précoce. Nous terminons ce court travail par les conclusions tirées de cette étude.

Mais nous devons déclarer que la majeure partie de ce

travail ne nous appartient pas : elle revient de droit à notre maître, M. le professeur Baumel, qui nous en a fourni les premiers éléments. Qu'il nous permette de lui offrir publiquement le témoignage de notre reconnaissance pour les utiles et bienveillants conseils qu'il nous a si généreusement prodigués.

M. le docteur Andrieu, chef de clinique des maladies des enfants, et M. le docteur Reynès, chef de clinique d'accouchements et de gynécologie, ont droit à nos vifs remerciements pour les divers renseignements et observations qu'ils ont mis à notre disposition.

Au moment où nous terminons nos études médicales, entièrement accomplies à Montpellier, c'est pour nous un devoir aussi naturel qu'agréable à remplir que d'adresser aux maîtres de cette Faculté le respectueux hommage de notre inaltérable gratitude. Nous sommes heureux de déclarer publiquement, combien leurs conseils incessants nous ont été précieux pour comprendre les nobles obligations qu'entraîne la profession médicale.

Nous remercions notre maître, M. le professeur Baumel, à qui nous devons la première idée de ce travail, des précieux conseils qu'il nous a donnés sur la manière de concevoir et d'exposer notre sujet. En nous faisant l'honneur de présider cette thèse il continue à nous témoigner la sympathie qu'il a toujours manifestée à notre égard.

Nous garderons un souvenir ineffaçable de reconnaissance et de sincère affection envers M. le professeur Forgue, qui, durant une longue maladie se montra d'un empressement et d'un dévouement dont nous ne saurions trop le remercier.

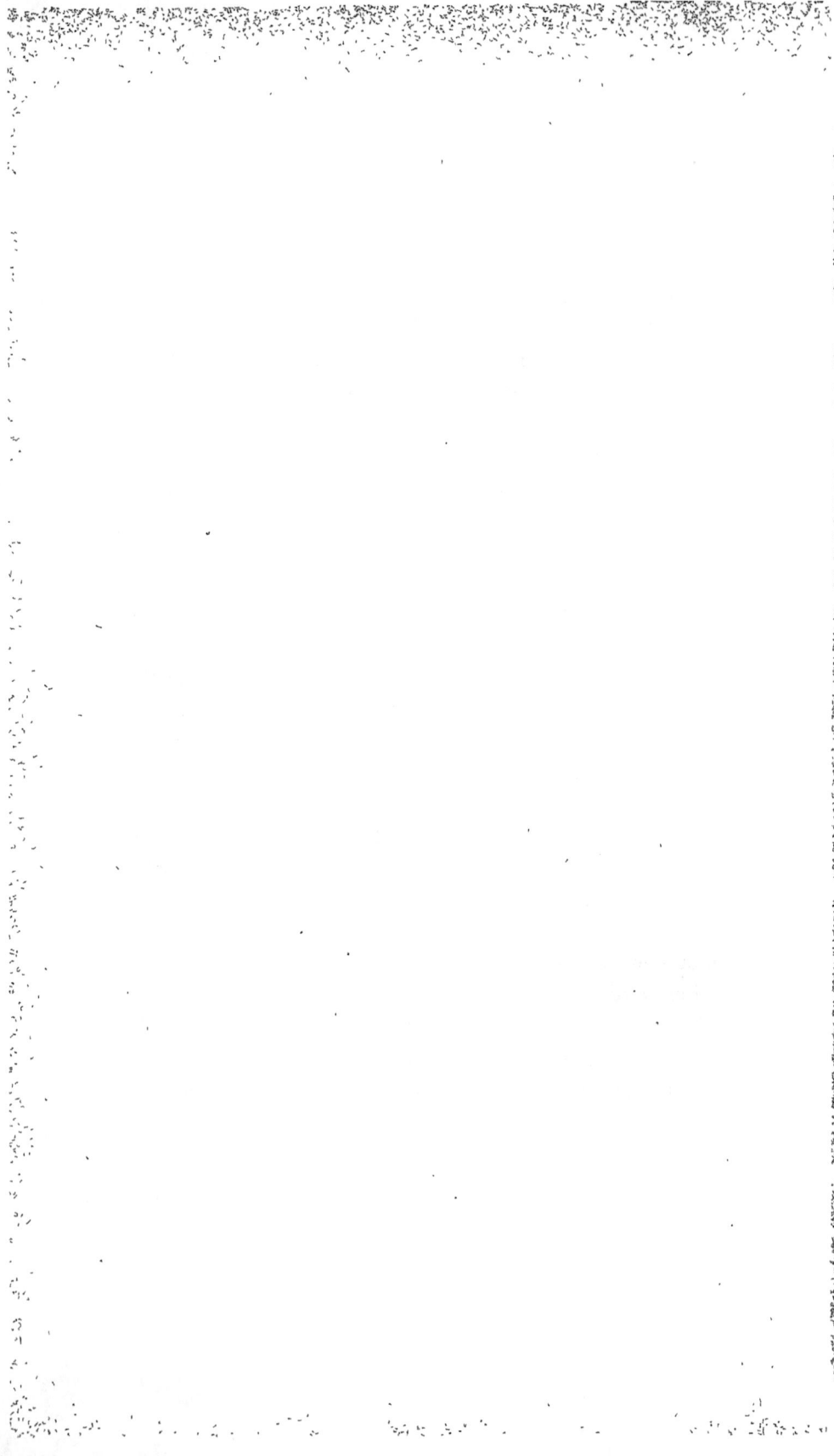

CONTRIBUTION A L'ÉTUDE

DE

LA SYPHILIS HÉRÉDITAIRE

PRÉCOCE

CHAPITRE PREMIER

HISTORIQUE

L'histoire de la syphilis héréditaire se confond avec celle de la syphilis acquise. Pendant longtemps on méconnut son origine, et Gaspard Torella (1498) crut que la syphilis héréditaire venait des nourrices et de leur lait.

C'est Georges Villa, en 1529, qui a soupçonné la transmission de la syphilis par hérédité et à ce sujet il s'exprime en ces termes : *Quare parentes non generant polem infectam, cum materia quœ subjicitur pro generatione spermati sit infecta?* Cependant, ces doutes ont, plus tard, cédé la place à l'affirmation de Paracelse, cité par Diday, à qui revient l'honneur d'avoir nettement affirmé la transmission héréditaire de la syphilis. *Fit morbus hereditarium et transit a patre ad filium.* « Le mal français naît seulement de Vénus, écrit-il, ou il se transmet par hérédité ».

Plusieurs contemporains acceptèrent cette manière de voir, et en 1559, Pietro Rostinio devient encore plus explicite. « Quelques uns disent que la vérole est envoyée par Dieu pour punir la luxure. Si cela est vrai, pourquoi ne frappe t-il pas de maux plus graves encore ceux qui sont voleurs ou assassins ? Et les enfants qui, dans le ventre de leur mère, prennent le mal français, qu'ont-ils fait, eux ? »

Augier, Haschardius, Ferrier, admettent la transmission de la syphilis aux enfants. Ce dernier auteur précise même les trois manières dont peut s'opérer l'infection dans le sein de la mère.

Toutes ces opinions des auteurs remarquables du XVIᵉ siècle étaient bien vagues. L'affirmation que la syphilis pouvait être héréditaire ne reposait sur aucun fait sérieux.

La première observation clinique a été produite par Rondelet, en 1560.

Ambroise Paré a fait preuve d'une sagacité remarquable dans cette question des plus ardues. Il accepte, à l'exemple de Ferrier, les trois modes de transmission héréditaire de la syphilis. A partir de cette époque il fut généralement admis que la syphilis pouvait être transmise par hérédité. Moriceau, un des premiers, a défendu cette doctrine, et sous son influence, elle ne tarda pas à devenir presque générale.

Mais là s'arrêtent nos connaissances sur la syphilis héréditaire, car, plus tard, Astruc, Sauchez, n'ont rien ajouté à ce sujet et finalement Hunter nia catégoriquement l'hérédo-syphilis. Il n'admettait l'infection vénérienne des nouveau-nés qu'au moment du passage.

Plus tard, un fait purement administratif devint le point de départ d'un progrès considérable dans la connaissance de la syphilis héréditaire. Ce fut la réunion des enfants syphilitiques en un lieu unique, où on pouvait les observer longtemps et régulièrement. C'est ainsi qu'à Paris les nouveau-nés syphilitiques étaient portés à Bicêtre et à la Salpétrière.

En 1780, fut créé l'hôpital de Vaugirard pour les femmes enceintes et les nourrices affectées de syphilis, où furent réunis aussi les enfants syphilitiques. C'est à partir de ce moment que la question de la syphilis héréditaire, d'une importance si considérable, fut de nouveau reprise et étudiée par Doublet, Faguer, Mahon. Cette époque reste remarquable par l'ensemble de faits et observations cliniques. Nous citerons *le mémoire de Doublet sur les symptômes et le traitement de la maladie vénérienne dans les enfants nouveau-nés* lu à l'assemblée particulière de la Faculté de médecine en 1781. Ce travail présentait un nombre considérable de faits et jetait sur les points les plus obscurs, les lumières d'une discussion vraiment scientifique.

Quelques années après, en 1810, paraît le célèbre *Traité de la maladie vénérienne chez les nouveau-nés, les femmes enceintes et les nourrices,* de Bertin. Rien d'aussi complet n'avait été fait jusque-là ; on y trouve de nombreuses observations ; mais l'analyse des manifestations syphilitiques des viscères fait complètement défaut et la provenance de l'hérédosyphilis souffre beaucoup dans sa clarté.

Plus tard, la question de la syphilis héréditaire fut portée à la tribune de l'Académie de Médecine, et Ricord, Trousseau, Lasègue, Gazeaux, etc., agitèrent ces difficiles problèmes avec une science vraiment remarquable.

En 1854, la Société de Médecine de Bordeaux couronna le travail de Diday, intitulé: *Traité de la syphilis des nouveaunés et des enfants à la mamelle.* Avec cet auteur, le problème de l'hérédo-syphilis semble tranché et son ouvrage reste classique de nos jours.

C'est Gubler qui, le premier, attira l'attention sur les lésions syphilitiques des viscères, et Gosselin, le premier en France, présenta quelques années après, en 1858, à la Société de chirurgie de Paris, un enfant de 10 mois syphilitique, atteint de fongus bénin du testicule.

Bryant, North, Wilks, médecins anglais, ont également signalé la syphilis viscérale chez l'enfant.

Citons les travaux de Profeta en Italie, ceux de Hutchinson et Carpenter en Angleterre et les recherches remarquables de Taylor en Amérique. Ajoutons, pour terminer l'historique de l'hérédo-syphilis, que la question a été étudiée de nos jours plus particulièrement par Parrot, Fournier, pour ne citer que les plus célèbres, et qu'aux observations cliniques, si variées, si nombreuses, le microscope et l'anatomie pathologique sont venus, ces derniers temps, prendre la place qui leur convient.

CHAPITRE II

DÉFINITION ET NATURE DE LA SYPHILIS HÉRÉDITAIRE

L'intérêt que présente l'étude de la syphilis héréditaire est considérable en pédiatrique ; mais il n'est pas limité à ce domaine restreint, et il garde son importance lorsqu'on veut aborder celui de la pathologie générale.

La première question qui s'impose en commençant cette étude, c'est de savoir ce qu'il faut entendre par le terme de syphilis héréditaire. Pour Parrot, « *la syphilis héréditaire* est cette modalité de la grande maladie syphilitique dans laquelle le produit est infecté par l'un des générateurs ou par tous les deux, soit au moment de la fécondation, soit dans le cours de la vie intra-utérine. »

Cette définition de l'éminent clinicien est acceptée en partie par le professeur Fournier et ses élèves. Pour ce dernier, « la syphilis héréditaire est celle qui dérive pour le fœtus d'une syphilis des ascendants, antérieure à la procréation. »

Il y a bien d'autres dénominations que l'on a employées pour exprimer la même idée, mais elles sont inférieures à celle acceptée par Parrot et par bien d'autres.

Les termes de *syphilis infantile* ou *des nouveau-nés* ne sont point précis, car s'ils nous font comprendre que le syphilitique est un enfant ou bien un enfant d'une extrême jeunesse ; ils ne nous indiquent point la source de cette maladie.

Le terme de *syphilis congénitale*, qui est très employé, signifie simplement que l'enfant naît couvert de manifestations syphilitiques, mais n'exprime pas le moment précis de l'infection. Cette dénomination a été différemment interprétée ; Boeck de Christiania s'en sert lorsque l'infection vient de la mère qui devient syphilitique pendant la grossesse. Une pareille réserve est faite par le professeur Fournier, qui fait une distinction entre la syphilis héréditaire et la syphilis post-conceptionnelle, qui suppose au préalable l'infection du placenta. Ainsi, à ce propos, M. Fournier s'exprime en ces termes : « Elle ne saurait être considérée comme d'ordre héréditaire, la syphilis qui peut être transmise au fœtus postérieurement à la procréation. »

C'est le cas où la mère a été infectée pendant la grossesse. Cette infection peut se transmettre au produit de la conception par la voie placentaire. Exemple :

« Voici une femme enceinte et saine. Au cours de sa grossesse, elle contracte la syphilis et la transmet à son enfant. La syphilis de cet enfant ne sera pas une syphilis *héréditaire*. Pourquoi? Parce que la mère de cet enfant n'était pas en état de syphilis au moment même de la fécondation. » (Fournier.)

Cette contamination intra-utérine du fœtus constitue la *syphilis héréditaire secondaire* de Balzer, ou *hérédo-contagion par infection in utero*, de Doyon et Besnier. La syphilis transmise ainsi au fœtus est une vraie infection *congénitale*. Il ne faut pas croire que cette transmission aura lieu dans tous les cas. Plus la contamination de la mère se sera produite à une date avancée de la grossesse et plus les chances seront grandes de la non-infection du fœtus.

Nous avons vu, par sa définition même, que Parrot repousse cette distinction entre la syphilis héréditaire proprement dite et la syphilis post-conceptionnelle. Pour lui, cette différence que fait Boeck et avec ce dernier, beaucoup d'auteurs modernes, n'est que théorique, car le plus souvent le processus patholo-gique est le même dans les deux cas, et il est presque im-possible de savoir, en clinique, à quel moment a eu lieu l'in-fection.

Il nous semble logique d'accepter la doctrine de Bœck, et nous dirons avec M. Fournier qu'«il n'y a pas d'autre syphilis héréditaire, au sens médical du mot, que la syphilis reçue par l'enfant de parents *en état de syphilis au moment même de la fécondation* ».

De ce qui précède, il résulte qu'il y a deux principales modalités d'hérédité syphilitique :

1° Celle qui consiste dans l'infection de l'œuf dès la con-ception, quand les cellules génératrices de l'un ou de l'autre conjoints sont imprégnées du virus morbide. C'est la *syphilis héréditaire proprement dite*.

2° Celle qui consiste dans l'infection de l'œuf au cours de la vie intra-utérine. C'est la syphilis post-conceptionnelle, syphilis héréditaire secondaire de Balzer ; c'est en somme *la syphilis congénitale*.

Il y a trois grandes étapes dans le développement de la syphilis héréditaire :

a) La première comprend toute la vie intra-utérine ; c'est la *syphilis héréditaire fœtale*.

b) La seconde embrasse les deux premières années après la naissance ; c'est la *syphilis héréditaire précoce*, celle qui fait l'objet de notre travail et que nous allons préciser plus spécia-lement.

c) La troisième étape s'étend de la deuxième année à la puberté et au-delà ; c'est la *syphilis héréditaire tardive*, qui se

2

manifeste par l'ensemble des *stigmates hérédo-syphilitiques*, si bien décrits par Hutchinson (1), Parrot et Fournier.

Pour sa part, la syphilis congénitale comprend les deux termes suivants :

a) SYPHILIS CONGÉNITALE EMBRYONNAIRE, qui consiste dans l'infection *in utero* de l'embryon dès les premiers moments de la grossesse. L'infection vient directement du père et le produit de la conception est généralement tué avant d'arriver à la viabilité.

b) SYPHILIS CONGÉNITALE FOETALE. — C'est la transmission de la syphilis maternelle à l'enfant par contagion utéro-placentaire, entre la viabilité du fœtus et le terme normal de la grossesse.

Nous empruntons le tableau suivant à M. Comby sur la nature de la syphilis héréditaire, avec quelques légères modifications pour donner un résumé rapide de l'étude qui vient d'être exposée.

Résumé sur la nature de la syphilis héréditaire

D'après M. COMBY

Syphilis héréditaire			
	1° Syphilis congénitale.	*a)* Syphilis embryonnaire	
		b) Syphilis fœtale.	
	2° Syphilis héréditaire proprement dite	*a)* Syphilis héréditaire fœtale	
		b) Syphilis — précoce	
		c) Syphilis — tardive	

(1) Hutchinson. In the different forms of inflammation of the eye consequent on inherited syphilis.

A quel âge apparaissent, chez les enfants, les accidents de
la syphilis héréditaire précoce ? C'est une question qui s'impose de prime-abord en envisageant cette étude. Voici ce que
nous apprennent les statistiques des divers auteurs. Encore
en 1785, Doublet (1) avait admis que dans l'immense majorité des cas, la syphilis débute dans les trois premiers mois
de la vie. Pour Mahon (2), les accidents syphilitiques ne pou-
vaient apparaître qu'au cinquième mois. Trousseau et Lasègue indiquent pour limite extrême le septième mois, et Trousseau ne craignait pas de considérer : « de douteuse authenticité
des faits qui échappent à la règle (3) ». Pour Cullerier (4), les
manifestations syphilitiques apparaissent le plus tard vers la
fin de la première année. Parrot admet l'âge de deux ans,
comme limite extrême du début de ces accidents.

Sur 249 cas de syphilis héréditaire, Roger note 32 malades
seulement où la limite du troisième mois fut dépassée. La
limite extrême a été une fois seize mois et une seule fois deux
ans.... D'où cette conclusion que, si le médecin n'a point de
renseignements sur la source où la syphilis a été puisée, ou
s'il doute de l'authenticité de ces renseignements, il pourra,
s'en rapportant au calcul des probabilités, *décider que la*
syphilis infantile est héréditaire ou acquise, suivant qu'elle se

---

(1) Doublet. — Maladie syphilitique chez les nouveau-nés (*Journ.*
de médecine, de chirurgie et de pharmacie, 1785, t. LXIII).

(2) P.-A.-O. Mahon. — Recherches importantes sur l'existence, la
nature et la communication des maladies syphilitiques dans les femmes enceintes, dans les enfants nouveau-nés et dans les nourrices.
Paris, 1802.

(3) A. Trousseau. — Clinique médicale de l'Hôtel-Dieu de Paris,
3ᵉ édition. Paris, 1868, t. III, p. 298.

(4) *Bull. de la Société de chirurgie de Paris*, 1853-1854, t. IV, p. 571.

sera manifestée avant ou après le troisième mois de la vie (1) ».

La statistique du docteur Simas, de Lisbonne, qui vise 216 cas de syphilis héréditaire, est encore plus éloquente :

Dans 27 cas, les accidents ont apparu le 1er mois

—	49	—	—	2e —
—	56	—	—	3e —
—	30	—	—	4e —
—	14	—	—	5e —
—	16	—	—	6e —
—	7	—	—	7e —
—	2	—	—	8e —
—	7	—	—	9e —
—	1	—	—	13e —
—	2	—	—	16e —

Pour Kassowitz, « la première éruption syphilitique de l'enfant apparaît presque exclusivement dans le cours des trois premiers mois ; sous ce rapport on a 53 $\%$ pour le premier mois, 32 $\%$ pour le second, et 15 $\%$ pour le troisième » (2).

---

(1) H. Roger. — Etude clinique sur la syphilis infantile. *Mémoires de la Société médicale des hôpitaux de Paris*, 1864, p. 18.

(2) Kassowitz. — Die Vererbung der syphilis. Wien, 1876.

CHAPITRE III

PROVENANCE DE LA SYPHILIS HÉRÉDITAIRE

L'étiologie de la syphilis héréditaire est assez compliquée. Malgré sa grande apparence de simplicité, elle a donné lieu à beaucoup de controverses, car sur un grand nombre de points, les auteurs sont loin d'être d'accord.

On a toujours admis qu'une mère syphilitique peut infecter le produit de la conception. Mais l'action nocive du père, après avoir été admise pendant de longues années, a été ces derniers temps mise en doute par des voix des plus autorisées. Notta, Chauveau, ont proclamé que l'homme ne prend aucune part dans la transmission de la syphilis. D'un autre côté, nous opposerons l'opinion trop exclusive de Hutchinson, Vogel, Kœbner, qui pensent que presque tous les cas de syphilis héréditaire sont dus au père. Entre ces deux extrêmes trouve place une troisième doctrine, celle de Parrot, Fournier, qui, tout en admettant l'influence du père dans la transmission de l'hérédité syphilitique, ne va pas jusqu'à dire qu'il est le principal et le seul facteur dans cette transmission.

Bertin, Trousseau, Bell, Diday, Bouchut, Roger, ont vu souvent naître des enfants syphilitiques, le père seul étant malade, et les observations qu'ils rapportent à cet égard sont concluantes. Donc l'influence nocive du père est actuellement au nombre des vérités acquises, supérieures à toute contestation et à toute controverse.

Après ces quelques considérations préliminaires, nous allons analyser l'influence du père seul, de la mère seule avant et après la conception, et enfin l'influence des deux parents réunis sur le produit de la conception.

I. — La mère seule est syphilitique

Il est démontré que l'influence nocive de la mère s'exerce sur l'enfant, qui peut cependant échapper à l'infection. Cette hérédité maternelle est l'hérédité syphilitique la plus nocive. Les circonstances les plus favorables pour vérifier la réalité de cette influence sont celles où se trouvent certaines nourrices accidentellement contaminées par un nourrisson syphilitique. Si ces nourrices deviennent enceintes à la suite de rapports sexuels avec leurs maris sains, les enfants qu'elles mettent au monde présentent généralement des manifestations syphilitiques. Exemple :

« Une nourrice, mère d'un enfant sain et robuste, est infectée par un nourrisson syphilitique et affligée d'une syphilis grave. — Du fait de son mari, resté indemne, elle devient enceinte six fois, et ses six grossesses se terminent : trois fois par avortement, trois fois par naissance d'enfants extrêmement débiles, qui succombent : l'un à douze jours, un autre à trois semaines, le dernier à deux mois ». Fournier (1).

----

(1) Fournier. Hérédité syphilitique. Leçons cliniques. P. 32.

Autre exemple :

« Une jeune femme reçoit la syphilis de son mari. Devenue veuve peu après, elle se remarie avec un homme sain, devient enceinte pour la première fois et accouche d'un enfant criblé de syphilides, qui ne tarde pas à succomber ». (Fournier).

Cette influence maternelle est différente suivant que la mère est infectée avant la conception ou pendant la grossesse.

A. — La mère a été syphilitique avant la conception.

Cette syphilis maternelle peut se traduire par les différentes terminaisons suivantes de la grossesse :

1° Mort du fœtus avant le terme de la viabilité ;
2° Accouchement prématuré ;
3° Accouchement à terme.

Dans cette dernière terminaison de la grossesse, deux cas peuvent se présenter :

a. Enfant syphilitique.
b. Enfant sain.

Dans le premier cas, l'enfant présente dès sa naissance des accidents spécifiques secondaires dont nous aurons à nous occuper plus spécialement.

Que devient cet enfant ?

Ou bien l'enfant succombe dans les premiers jours qui suivent la naissance, ou bien il échappe à la mort, si le traitement antisyphilitique est administré à temps et méthodiquement. Quelquefois le nouveau-né peut ne pas présenter des signes extérieurs de spécificité, mais mourir de syphilis viscérale.

Dans le second cas, l'enfant ne présente aucune manifestation syphilitique. Malheureusement, cette modalité est excessivement rare et ne s'observe guère que dans des syphilis très bénignes et de dates très anciennes. Si la syphilis maternelle n'est pas traitée, il est exceptionnel que l'enfant puisse naître sain. C'est la règle, au contraire, dans les cas de syphilis traitée méthodiquement.

B. — La mère a contracté la syphilis au cours de la grossesse

Lorsque la mère contracte la syphilis pendant la grossesse, le produit de la conception est également exposé à s'infecter. Mais sur ce point les auteurs font des restrictions importantes.

Bertin avait déjà remarqué que les femmes qui contractaient la syphilis à une époque avancée de leur grossesse, mettaient souvent au monde des enfants absolument sains,

Si la femme contracte la syphilis après le septième mois, Alberthiny pense que l'enfant ne sera pas contaminé.

Pour Cullerier, l'infection peut se produire à tous les âges de la vie fœtale.

Prieur admet qu'après le septième mois l'enfant échappe à coup sûr à l'infection : « On n'a pas d'exemple de syphilis héréditaire, chez un nouveau-né, dit-il, lorsque la mère avait été infectée dans les deux derniers mois de la grossesse ».

Donc, en résumé, si la femme est contaminée dans les deux ou trois derniers mois de la grossesse, l'enfant peut naître sain et ne présenter que tardivement des accidents de nature syphilitique, ou bien dans la grande majorité des cas, l'enfant reste même absolument indemne.

Une mère saine, qui allaite son enfant criblé d'accidents syphilitiques des plus contagieux de par son père, reste indemne à la contagion. Cette immunité de la mère vis-à-vis de son enfant syphilitique de par son père est tellement démontrée que Baumès l'a élevée jusqu'à la dignité d'une loi pathologique, que voici :

« Une mère ne reçoit jamais la syphilis de son enfant, même affecté des lésions contagieuses, alors que cet enfant tient héréditairement la syphilis de son père », ou plus simplement : « un enfant procréé syphilitique par un père syphilitique ne contagionne jamais sa mère ». (Fournier).

Cette loi est connue le plus souvent sous le nom de *Loi de Golles*. Mais c'est à Baumès, chirurgien en chef de l'Antiquaille de Lyon, à qui revient l'honneur de l'avoir le premier formulée. C'est donc sous le nom de Baumès que nous la comprenons.

II. — Le père seul est syphilitique

Les observations où le père étant syphilitique, la mère saine et les descendants restés indemnes, sont nombreuses; mais elles ne doivent pas être considérées comme opposées à la transmission de la maladie par voie paternelle. Ces cas ne constituent qu'un ensemble de faits négatifs.

Ceux qui prétendent la non-hérédité paternelle de la syphilis s'appuient encore sur le fait suivant : le sperme des sujets syphilitiques inoculé à des sujets sains ne leur transmet pas la syphilis. On conclut de ce fait que la syphilis ne peut pas être transmise à l'ovule, et, par suite, à l'enfant. Cependant, la fécondation et l'inoculation sont deux termes tout différents, et si le sperme ne peut pas conférer la syphilis par simple ino-

culation, il peut être apte à la conférer à l'ovule par impré-
gnation génératrice. Cette objection ne constitue donc pas un
fait sérieux pour nier l'influence paternelle.

La doctrine de l'hérédité paternelle repose sur les observations nombreuses de Diday, Trousseau, Ricord, Fournier,
Bazin, Boerespung, Hardy, Hutchinson, Bassereau, Parrot,
Lancereaux, Kassovitch, Riocreux et bien d'autres, où un père
nettement syphilitique et une mère saine ont procréé des
enfants criblés d'accidents syphilitiques.

Il est donc universellement admis que l'hérédité paternelle
existe cliniquement, qu'elle peut s'exercer sur l'enfant, et cette
hérédité, comme toutes les autres, n'est point fatale; elle est, au
contraire, celle qui se traduit le plus souvent par la naissance
d'un enfant indemne de manifestations syphilitiques. Elle se
traduit bien plus souvent par la mort du fœtus que par la
transmission de la syphilis en espèce à l'enfant.

La transmission de la syphilis paternelle se fait dans des
conditions différentes.

A. — Le père, porteur d'accidents syphilitiques, infecte et
féconde la femme tout à la fois. Dans ce cas, il est fort difficile, dans les accidents fœtaux, de faire la part de l'influence
paternelle et celle de l'influence maternelle.

B. — Au moment du coït fécondant, le père ne présente plus
de manifestations syphilitiques. Un tel homme peut-il engen-
drer un enfant spécifique? Des observations peu nombreuses
mais probantes, signalées par Didier, Fournier, sont en état de
nous faire accepter même cette influence paternelle, sur le
produit de la conception. C'est la *syphilis par conception*.

« Une femme devient enceinte à la suite de rapports sexuels
avec son mari, qui a présenté, il y a dix ans, des accidents

syphilitiques, mais n'en a pas depuis plusieurs années. Il a été autorisé à se marier par le médecin qui le soigne habituellement. A aucun moment de la grossesse, cet homme n'a de lésions susceptibles de contaminer sa femme.

« Dans certains faits, bien observés, il n'y a presque pas eu de rapports sexuels après la conception. Et cependant, la femme (à l'abri de tout soupçon au point de vue des rapports sexuels extra-conjugaux) présente au cours ou à la fin de la grossesse, généralement vers le quatrième ou cinquième mois, des lésions manifestes de syphilis secondaire, *sans avoir jamais eu l'accident initial, le chancre*. C'est la syphilis *décapitée* de Fournier ». (Ribemont-Dessaignes et G. Lepage) (1).

C'est donc l'enfant en puissance de syphilis de par son père qui transmet la maladie à sa mère.

Dans le plus grand nombre des cas d'hérédité paternelle, la mère paraît rester saine. D'après certains auteurs, et Riocreux (2) en particulier, la mère a contracté une syphilis conceptionnelle très atténuée, qui reste silencieuse, mais peut donner cependant, après quelque temps, des accidents souvent peu importants, mais parfois très graves.

La transmission héréditaire de la syphilis du père à l'enfant, la mère paraissant saine, est donc un fait accepté en l'état actuel de la science.

III. — Les deux parents sont syphilitiques

Nous dirons peu de chose de l'influence qui s'exerce sur le produit de la conception lorsque les deux géniteurs sont

---

(1) Ribemont-Dessaignes et G. Lepage. Précis d'accouchement, p. 662.

(2) Riocreux, thèse de Paris, 1888.

infectés de syphilis. Nous voulons parler de l'hérédité mixte.

Une condition pour démontrer cette influence est celle où la syphilis pénètre dans une famille après l'époque où les deux parents ont eu déjà des enfants. A partir de ce temps, on n'observe que des avortements et naissances d'enfants morts ou syphilitiques.

Cette influence des parents syphilitiques sur l'hérédité est donc presque toujours définie : l'enfant devient syphilitique.

L'influence du couple syphilitique devient souvent désastreuse, lorsqu'elle se prolonge sur toute une série de grossesses. M. Fournier, nom que nous aimons souvent à répéter, cite un cas des plus tragiques : « Un jeune homme contracte la syphilis, s'en traite mal et se marie. Sa femme est bientôt contagionnée. Sept grossesses se produisent en six ans, pour aboutir aux résultats que voici : les six premières se terminent par avortement ; la septième amène, enfin, un enfant vivant, qui bientôt est criblé d'accidents syphilitiques, tombe dans le marasme, et succombe à trois mois et demi ».

Il ne faut pas cependant croire que cette influence est toujours fatale. L'enfant peut naître sain, mais c'est l'exception. Sur 100 enfants issus de parents syphilitiques, on compte, d'après une statistique que nous citons plus loin, seulement huit enfants ne présentant pas d'accidents spécifiques.

CHAPITRE IV

INFLUENCE DU TEMPS ET DU TRAITEMENT SUR LA TRANSMISSION HÉRÉDITAIRE DE LA SYPHILIS.

Une statistique du professeur Fournier montre que la mortalité infantile, dans les cas où les parents ont bien et méthodiquement traité leur syphilis, ne dépasse pas le chiffre de 3 0/0. Au contraire, cette mortalité atteint le chiffre énorme de 82 0/0 chez les enfants dont les parents syphilitiques se sont mal ou point traités.

Cette mortalité prend des proportions effrayantes si on compte la fréquence de l'avortement ou de la mort du fœtus pendant la grossesse dans les familles où l'un des deux conjoints est atteint de syphilis. Ainsi, sur 527 grossesses syphilitiques, le professeur Fournier compte 230 avortements, et d'après une statistique de Le Pileur faite à Lourcine, sur 414 grossesses, il y a 154 morts prématurées.

En prenant en considération les faits de l'avortement et de la mort prématurée, Wiederhofer estime que la mortalité des enfants syphilitiques est de 99 0/0.

Suivant Fournier, voici quelle est la mortalité chez les nouveau-nés de parents syphilitiques :

68.5 pour 100 dans le cas de syphilis des deux parents.
60   —   —   maternelle seule.
28   —   —   paternelle   »

Voici une autre statistique des enfants nés de syphilitiques en dehors de la mortalité :

92 pour 100 dans le cas de syphilis des deux parents.
54 — — maternelle seule.
37 — — paternelle »

D'après ces chiffres, il est facile de se rendre compte combien est nocive l'influence de la syphilis sur le produit de la conception. Et si la syphilis paternelle semble moins grave pour l'enfant, c'est que la plupart de ces enfants syphilitiques du fait de leur père meurent avant de naître. Cependant, cette hérédité n'est pas absolument fatale, comme nous l'avons vu dans un chapitre précédent.

L'influence de la syphilis héréditaire dans la dépopulation dans bien des pays où la syphilis est extrêmement fréquente, ressort clairement de ces statistiques.

Il est important de connaître l'influence du temps sur la transmission de la syphilis. Tout le monde est d'accord sur l'action variable de la syphilis des parents, suivant son âge au moment de la conception ; mais l'on est moins bien renseigné sur la manière dont elle s'exerce. Pour Henoch, la syphilis n'est pas dangereuse en dehors des accidents secondaires. C'est une opinion qui est trop exclusive, car on a vu son influence nocive s'exercer après dix et même quinze ans. Il est plus conforme à l'observation d'admettre que l'influence de la syphilis devient d'autant moins redoutable, qu'elle est plus ancienne. Sur 562 grossesses avec enfants syphilitiques, le professeur Fournier n'en a relevé que 60 après la sixième année de l'infection. Le temps atténue donc nettement cette transmission héréditaire.

Le traitement agit de même. Cette dernière influence est

parfois *provisoire*, et le cas suivant cité par Turhmann (1), qui est devenu classique, est typique à cet égard :

« Une femme syphilitique a sept grossesses, avec sept enfants syphilitiques. Surviennent une huitième, une neuvième grossesse pendant lesquelles elle se soumet au traitement et qui se terminent par la naissance de *deux enfants sains*. La femme se croyant guérie ne se traite pas pendant une dixième grossesse et celle-ci donne un enfant syphilitique mort à six mois. Une onzième grossesse pendant laquelle la mère reprend le traitement évolue normalement et se termine par la naissance d'un *enfant absolument sain*» (Atlas manuel de la syphilis et des maladies vénériennes. Fr. Mracek. E. Emery. Paris, 1900).

Les cas de ces *alternances héréditaires* ne sont pas fréquents. Ils sont même très rares. Kassovitz, Taylor, Turhmann, en ont cité.

Dans un nombre de cas, ces alternances s'expliquent par l'influence du traitement, « mais il est d'autres cas — et en bien plus grand nombre — où ces alternances restent absolument inexplicables. » (Fournier).

L'hérédité syphilitique est donc profondément modifiée par le traitement spécifique et les observations de cet ordre ne sont point rares.

---

(1) Turhmann. Gazette médicale, 24 juin 1843.

CHAPITRE V

DESCRIPTION DE LA SYPHILIS HÉRÉDITAIRE PRÉCOCE

Les enfants hérédo-syphilitiques peuvent être expulsés morts dans le cours de la grossesse, en présentant déjà des éruptions cutanées spécifiques, avec ou sans lésions viscérales. D'autres fois, l'enfant vient au monde à une époque plus ou moins rapprochée du terme naturel de la grossesse, mais dans un état de cachexie avancée. Des accidents secondaires ne tardent pas à apparaître, qui l'emportent au bout de peu de jours. Même en l'absence de toute manifestation extérieure, on peut reconnaître la syphilis héréditaire à la décrépitude de l'enfant, ainsi qu'à la teinte bistrée et à l'aspect sale et ridé de sa peau, dont nous allons nous occuper dans un instant. C'est surtout chez ces enfants morts dans les premiers jours de la vie, qu'on a rencontré des lésions des viscères thoraciques et abdominaux.

Quand la syphilis laisse l'enfant vivant, il vient au monde avec toutes les apparences de la santé, mais avec une affection spéciale pathognomonique de l'hérédité syphilitique appelée *pemphigus* du nouveau-né. D'autres fois l'enfant ne présente rien de particulier à la naissance, et les premiers symptômes apparaissent dans les premiers jours de la vie, sous forme de pemphigus et d'affaiblissement de la nutrition, ou bien un *état hémophilique*, extrêmement grave, emporte le petit malade au bout de peu de temps.

Pemphigus, dénutrition : voilà donc les deux phénomènes qui traduisent généralement la syphilis héréditaire précoce. En ajoutant à côté de ces accidents, que nous allons décrire plus en détail, la présence du coryza, manifestation muqueuse, le plus souvent la première en date, des fissures labiales, des plaques muqueuses, la cachexie générale, et enfin une diarrhée fétide, on a la forme la plus maligne de la syphilis héréditaire précoce.

Pemphigus. — Le pemphigus syphilitique des nouveau-nés n'a été bien connu qu'en 1834, époque à laquelle Krauss publia une thèse demeurée classique. Il est considéré comme étant une expression fort commune de la syphilis héréditaire précoce.

Le pemphigus est une dermite bulleuse qui existe généralement au moment de la naissance ou se manifeste à la fin de la première semaine de la vie extra-utérine ou au commencement de la seconde. S'il vient plus tard, son origine syphilitique sera suspecte. Toutefois on a cité des observations dans lesquelles le pemphigus ne s'était développé que tardivement. Ces faits sont cependant fort rares. Pour notre part, nous avons eu l'occasion de voir, dans le service de M. le professeur Baumel, une fillette de 6 ans issue de parents nettement syphilitiques, atteinte d'une vulvo-vaginite non spécifique, qui a présenté au cours de sa maladie l'éruption très caractéristique du pemphigus. Ce cas de manifestation tardive de l'hérédité syphilitique ne rentrant pas dans le cadre de notre travail, nous ne faisons que le signaler.

Le pemphigus siège surtout à la paume des mains et à la plante des pieds. L'éruption s'étend souvent sur les faces dorsales des extrémités ; quelquefois elle remonte plus haut

(Parrot). Elle se présente sous forme de bulles constituées par un soulèvement épidermique, renfermant un liquide d'abord clair, puis trouble, rarement hémorragique. Ces bulles ont un volume variant d'un pois à une noisette, avec des bords circulaires ou polygonaux, entourées généralement d'une petite zone rouge. En peu de temps, ces vésicules s'aplatissent, se concrètent ou bien se déchirent en laissant à nu une érosion humide, saignante, qui se recouvre rapidement d'une croûte épidermique de nouvelle formation, sans laisser de cicatrice. La peau peut rester aux environs pendant quelque temps rouge et squameuse. Si le pemphigus s'étend, on voit souvent se produire de véritables exfoliations épidermiques.

Le *pemphigus simple* s'en distingue par des caractères qu'on ne trouve pas dans le *pemphigus syphilitique*. Voici ces principaux caractères :

1° Il n'existe *jamais au moment de la naissance* et apparaît généralement vers la troisième semaine ;

2° Il siège plus spécialement au cou, aux aisselles et dans les endroits où la peau ridée fait repli ;

3° Les éruptions ne sont pas purulentes au moment de l'apparition. Elles renferment, au début, une sérosité transparente, qui ne devient trouble que tardivement ;

4° La sérosité du pemphigus ne renferme pas de nucléine, qui existe, au contraire, dans le pemphigus syphilitique (Quinquaud).

Première Observation
(Personnelle).
Prise à la clinique d'accouchements, dans le service de M. le professeur agrégé Puech.

Le 8 janvier 1901, à 4 heures du soir, la nommée L. D..., âgée de 19 ans, journalière, étant en travail, entre à la Clinique pour y accoucher. Elle nous dit souffrir depuis le 7, à six heures et demie du matin. Elle a des contractions fortes toutes les trois minutes : la dilatation, à un examen immédiatement pratiqué, est de 5 francs. La poche des eaux est intacte, plate. Derrière elle, on sent une présentation du sommet en OIDP ; la tête est dans l'excavation fléchie, les bruits du cœur sont à droite, bons. En interrogeant cette femme, nous apprenons qu'elle a son père et sa mère bien portants ; qu'à part sa sœur, morte à 21 ans de fièvre typhoïde, les cinq frères et sœurs qu'elle a encore se sont toujours bien portés. Elle-même a toujours joui d'une parfaite santé, à son dire.

Réglée à 10 ans, sans aucun prodrome douloureux, les pertes durent cinq jours, abondantes, rouges, mais quelque peu irrégulières, retardant souvent de huit jours. A 15 ans, elle se marie. Six mois après elle fait un premier avortement à cinq mois, qu'elle attribue à une dispute, les douleurs ayant apparu 24 heures après. A 17 ans, nouvel avortement à six mois. Ici la jeune femme a beau chercher, elle ne trouve rien et reste muette sur les causes possibles de ce nouvel accident. Les avortements ont été faits chacun en une heure de temps : expulsion fœtale et délivrance effectuées. Quant au père, la parturiente nous déclare qu'il n'a jamais eu de maladie. Un fait à signaler : la femme depuis son dernier avortement (2 ans) n'a jamais eu ses règles.

Les mouvements actifs du fœtus ne peuvent servir de point de repère pour connaître son âge : on ignore l'époque où les premiers ont été ressentis.

Voilà les renseignements que l'on peut recueillir dans l'intervalle des douleurs. Une heure après son entrée, la femme accouche spontanément d'une fillette. Ligature tardive du cordon 1⟋4 d'heure après délivrance naturelle. Pertes insignifiantes. L'enfant naît un peu étonnée et d'apparence chétive. Elle mesure 43 centimètres de longueur totale ; 23 du sommet à l'ombilic, et pèse 1980 grammes. Les diamètres de la tête sont en rapport avec la faiblesse du poids :

Le diamètre		OF	mesure	10	centimètres.
—		OM	—	11	—
—	sous	OF	—	9.5	—
—	—	OB	—	8	—

Le diamètre sous MB mesure 7.5 centimètres.
—   bi P   —   7.5   —
—   bi T   —   6.5   —
Maximum : 12 centimètres.

Le poids du placenta, de coloration normale, mesurant 13 centimètres sur 14, est de 300 grammes.

Les suites de couches ont été absolument normales pour la mère.
Mais l'enfant, qui ne présentait rien comme syphilis à la naissance,
présente, deux jours plus tard, sur diverses parties du corps, une
éruption de papules annoncées par des macules grisâtres, qui mettent deux jours à se soulever. Ces macules prennent alors une teinte
blanchâtre, atteignant la dimension d'une pièce de 20 centimes et
se remplissent d'un liquide jaune trouble. Il en apparaît ainsi plusieurs ; d'abord aux fesses, puis au niveau de la région trochanté-
rienne, sur les petits membres, et en particulier aux pieds, sur les
deux faces, sur les pavillons des oreilles ; elles paraissent être
symétriques. On en compte ainsi une vingtaine En deux jours, ces
papules crèvent, laissant à leur place une tache rouge à liseré bleuté.
Au cinquième jour on note une plaque muqueuse à l'anus. Dès l'apparition des premières taches, l'enfant mise en couveuse est sou-
mise aux frictions d'onguent napolitain. On lui donne une goutte
de liqueur de Van Swieten. Le onzième jour, l'enfant pesait 1950 gr.
et malgré les avertissements, la mère, qui l'allaitait, voulut sortir.
Cet enfant a ainsi échappé à notre surveillance.

Le plus souvent, c'est dans les deux premières semaines
qu'éclatent les accidents de la syphilis héréditaire précoce.
Diday, Rollet, de Méric, Roger et autres ont démontré que les
accidents diathésiques n'apparaissent que très rarement avant
le quinzième jour, plus rarement encore après le troisième
mois. Dans le plus grand nombre des cas, ils se montrent du
vingtième au quarante-deuxième jour.

Cette hérédité se montre généralement avec une brusquerie
remarquable. Elle entraîne si rapidement la cachexie et la dénu-

trition, qu'elle a fait dire à Doublet que « ces enfants présentent la miniature de la décrépitude ». Cet état de ces syphiliques innocents est dû aux altérations des téguments et du masque facial, qui les fait ressembler à « de petits vieux » (Parrot).

Certains auteurs, frappés de ce rapide affaiblissement de la nutrition, ont fait le type de l'hérédo-syphilis toutes les fois qu'un enfant présente un état cachectique très avancé, avec le masque facial que nous allons décrire en quelques mots.

C'est surtout à la face que siègent les principales altérations, et un médecin instruit par une longue expérience, diagnostiquera presque à coup sûr la syphilis, à la seule vue du visage de l'enfant. Il a une coloration qu'il est difficile de définir. La peau est ratatinée, ridée. « Sa coloration, dit Trousseau, disparaît et est remplacée par une teinte bistrée, qui ressemble à celle des asiatiques. Elle est jaune café au lait, comme si elle avait été exposée à la fumée ; c'est une coloration empyreumatique, semblable à celle qui existe aux doigts des personnes qui ont l'habitude de fumer la cigarette. On dirait qu'une couche de matière colorante a été déposée là inégalement »...

Cette teinte spéciale, difficile à définir, n'est ni de la pâleur ni de l'ictère, ni le jaune-paille des autres cachexies ; elle est beaucoup moins foncée, mais presque du même ton que le masque de la grossesse. On ne la retrouve dans aucune des maladies de l'enfance, et « quand elle est bien marquée, elle vaut les meilleurs symptômes » (de Poincy).

Les yeux sont excavés dans l'orbite, l'enfant présente un amaigrissement des plus marqués et ressemble à un petit vieillard. Cet aspect doit être connu, car très souvent il suffit à lui seul pour faire soupçonner l'infection ; toutefois, il ne faut pas oublier que cet aspect se rencontre dans la plupart des cachexies infantiles.

L'enfant peut présenter aussi tout à fait l'aspect simiesque, surtout quand une pigmentation brunâtre lui forme autour des orifices orbiculaires de véritables anneaux. Cette pigmentation existe également à la bouche, sur le menton, au front, etc. La peau des joues est aussi quelquefois « craquelée, rappelant ainsi l'aspect de certaines poteries émaillées, mal cuites ».

Dans quelques cas, les cheveux sont rares, les sourcils et les cils sont tombés, les ongles peu développés.

A moins d'un traitement méthodique et énergique, les vomissements et la diarrhée viennent s'ajouter aux autres symptômes de la syphilis héréditaire, et le petit malade ne tarde pas à succomber.

Nous ne voulons pas quitter ce chapitre de description générale de la syphilis héréditaire précoce, sans signaler un accident, qui, quoique rare, par sa gravité et sa brusquerie, mérite d'attirer l'attention de l'accoucheur ou du clinicien. Nous voulons parler de cet *état hémophilique* créé par la syphilis, et qui se traduit par les phnomènes suivants : céphalématome, hémorragie du cordon, mélœna, hématémèse, etc.

Grâce à l'amabilité de M. le docteur Reynès, chef de clinique d'accouchements et de gynécologie, qui nous a permis de publier une observation très intéressante de son travail sur le *céphalématome,* nous nous dispensons de toute description détaillée de cet état particulier du nouveau-né, qui entraîne presque fatalement la mort dans les premiers jours de la vie extra-utérine.

L'hémorragie du cordon et de l'intestin chez un enfant issu de parents syphilitiques, sont des faits cliniques bien observés et dus très probablement à des lésions vasculaires. Ne savons-nous pas, par les faits de Barlow, de Chiari, de Bury, de Moncy, que les artérites hérédo-syphilitiques sont dans le nombre des vérités acquises ? Une hémorragie dans ces conditions, sera, nous semble-t-il, logique à admettre. Il n'en est pas de même du céphalématome. Sous l'influence de l'éducation de nos maîtres de Montpellier, qui nous ont appris à voir le traumatisme comme cause directe du céphalématome, il nous est plus difficile d'expliquer l'origine syphilitique de ce dernier. Cependant, devant le travail si concluant de M. le docteur Reynès, nous croyons avec lui « que l'on peut trouver la cause de ces épanchements sanguins, soit dans la syphilis, soit dans l'alcoolisme ».

Cet état hémophilique constitue ce qu'on a appelé la *syphilis hémorragique des nouveau-nés*, affection fatalement mortelle. Cette syphilis hémorragique est présentée par des altérations vasculaires, tenant sous leur dépendance des épanchements sanguins dans les divers parenchymes et principalement dans le tissu cellulaire. Les enfants présentant cet accident hémorragique meurent au bout de quelques jours avec des symptômes d'adynamie cardiaque, de la cyanose, de l'anasarque, de l'œdème des extrémités et, dans quelques cas, de l'ascite. Les hémorragies cutanées que présentent ces malades, offrent généralement le type pétéchial ou sont quelquefois bien plus étendues.

OBSERVATION II

Due à l'obligeance de M. le docteur Reynès, chef de clinique d'accouchements et gynécologie et publiée dans le *Nouveau Montpellier Médical,* dans un travail sur le Céphalématome.

E. H., âgée de 21 ans, couturière, entre à la clinique Tarnier, service de M. le professeur Budin, le 12 avril 1899.

Antécédents héréditaires. — Père mort à 40 ans, de congestion pulmonaire. Mère et un frère bien portants. Rien de spécial dans la famille.

Antécédents personnels. — A marché à un an.; fièvre typhoïde à deux ans ; petites maladies dans l'enfance : à sept ans, bronchite ; à dix-sept ans, fluxion de poitrine ; à dix-neuf ans, syphilis dont on observe successivement le chancre, la roséole et une éclosion d'abondantes plaques muqueuses dans la bouche. Dès le début, le traitement mercuriel est institué d'une manière intensive : pilules de protoïodure de mercure, sirop de Gibert, iodure à haute dose ; on fait quatre à cinq injections sous-cutanées de calomel Sous l'influence de ce traitement, il se déclare une très forte gingivite, qu'on est obligé de traiter (opération aux dents). Le traitement est continué depuis cette époque.

L'instauration menstruelle eut lieu à 11 ans, sans complications. Depuis lors, les règles sont normales comme quantité et coloration. Leur durée est de cinq à six jours, tous les vingt-huit jours environ.

Il n'y a jamais eu de grossesse avant celle qui nous occupe, et qui paraît être actuellement en cours de son neuvième mois.

Grossesse actuelle. — Les dernières règles ont eu lieu du 30 juillet au 5 août 1898, et les rapports sexuels du 10 au 14 août.

Au début de la grossesse, bouffées de chaleur, vomissements matutinaux pendant les quatre premiers mois. Pas de céphalées, pas de vertiges, pas de trouble de la vue, pas d'œdème aux membres inférieurs. Les urines ont été toujours normales.

A l'examen général : cœur, poumons, squelette normaux.

Pas de varices. Bassin absolument normal.

Le 6 mai à 10 heures du matin, premières douleurs. Entrée à la salle de travail le 6 à 10 heures 15 du soir.

Douleurs régulières toutes les 10 minutes. — Palper facile ; tête très engagée, occiput à droite en arrière, front à gauche en avant ; dos à droite et en arrière, petits membres à gauche et en avant.

Auscultation : bruits du cœur à droite, bons, battant 132 pulsations par minute.

Toucher : col complètement effacé, dilatation de 1 centimètre.

Diagnostic ferme ; OIDP engagée, enfant vivant.

Le 7 mai à une heure du matin, rupture naturelle des membranes. Liquide amniotique normal comme coloration et quantité ; dilatation 7 centimètres.

Tête un peu défléchie en transverse.

A 1 heure et demie, dilatation complète, lambda à droite et en avant, bregma encore accessible à gauche en arrière. — Bruits du cœur fœtal bons.

A 2 heures 5, dégagement en OP, rotation externe à droite ; un circulaire du cordon, que nous faisons passer par-dessus la tête.

Périnée intact ; utérus bien revenu, à deux centimètres au-dessous de l'ombilic.

Délivrance à 2 heures 35 ; le placenta est dans le vagin. Délivrance naturelle, les membranes sont très adhérentes, on attend 20 minutes pour terminer, puis on tord le placenta.

Malgré ces précautions, les membranes très adhérentes sont en partie déchirées.

Le placenta pèse 490 grammes. Le cordon mesure 65 centimètres.

L'enfant, un garçon, pèse 3.230 grammes, mesure 50 centimètres de longueur.

Diamètres : OM, 12,9 ; OF, 11,4 : SOB, 9,3 ; BT, 8,4.

Tête très peu déformée par l'accouchement ; elle est presque ronde comme dans les présentations du siège.

Nous examinons l'enfant avec Mademoiselle Hanicot, sage-femme en chef de la clinique ; il paraît bien portant et ne présente rien de particulier du côté de la spécificité.

Suites : Le 8, l'enfant présente sur le pariétal droit un volumineux épanchement sanguin ; pas de chaleur, pas de rougeur, pas de douleur, coloration légèrement bleutée par transparence. La tumeur est irréductible, molle, fluctuante, elle ne garde pas l'empreinte du doigt, par lequel elle se laisse déprimer.

Céphalématome. Pas de traitement.

Le 11, M. le professeur Budin nous signale une légère hémorragie du cordon chez cet enfant. Il institue le traitement antisyphilitique : frictions mercurielles.

L'enfant est mis en couveuse, on lui donne de l'oxygène. Comme il refuse le sein, qu'il n'a pris que deux fois, on le fait boire à la cuiller.

Malgré cela, l'enfant, que nous allions voir tous les jours deux fois, dépérit et perd de son poids.

Le 14, première hémorragie intestinale ; les langes de l'enfant sont noirâtres ; en nous les présentant M. le professeur Budin insiste sur cet état hémophilique créé par la syphilis maternelle, et marqué par les trois étapes : céphalématome, hémorrhagie du cordon, mélœna. La bosse sanguine reste stationnaire, on injecte du sérum à l'enfant.

Le 15, hématémèse à deux reprises, les mélœnas se reproduisent, l'enfant meurt le dixième jour.

« Il semble donc découler de cette observation que la syphilis maternelle avait créé chez l'enfant un état hémophilique dû peut-être à des lésions vasculaires, ou bien à un état dyscrasique du sang.

Cet état hémophilique s'était manifesté chronologiquement par des épanchements sanguins, survenus d'abord entre la table externe et le périoste du pariétal gauche, plus tard par une hémorragie du cordon, puis par des mélœnas et enfin par des hématémèses.

Le travail de l'accouchement, le tiraillement des cheveux (Pinard), le traumatisme, créé par la compression du crâne sur les surfaces osseuses résistantes de la mère, ne sont là que comme causes tout à fait occasionnelles, et ne peuvent à elles seules expliquer la formation du céphalématome, dont on doit chercher la véritable cause dans les lésions de l'appareil circulatoire, créées par la syphilis congénitale. » Reynès (1).

_____

(1) Reynès. Sur le céphalématome. *Nouveau Montpellier Médical*, 1900.

CHAPITRE VI

SYMPTOMATOLOGIE

Nous allons, dans ce chapitre, reprendre successivement les différentes manifestations de la syphilis héréditaire précoce, et les étudier avec tous les développements qu'elles comportent.

Pour faciliter ce travail, à l'exemple des auteurs classiques, nous allons considérer ces accidents en :

1° Manifestations cutanées,
2°   —   muqueuses,
3°   —   viscérales.

I. — MANIFESTATIONS CUTANÉES.

Les manifestations cutanées sont généralement les premières en date, parmi les accidents apparents de la syphilis héréditaire. Elles sont en même temps les plus communes et les plus caractéristiques.

Le pemphygus syphilitique, appelé encore *syphilide bulleuse*, devait, sans conteste, occuper la première place dans ce chapitre. Cependant, cet accident étant, dans la grande majorité des cas, l'expression la plus fréquente de l'hérédité syphili-

tique, nous l'avons placé dans le chapitre précédent, qui décrit
les traits typiques et saillants de la syphilis héréditaire précoce. Aussi, nous contenterons-nous de le signaler.

Les autres manifestations cutanées sont plus tardives, et
au lieu d'être isolées comme le pemphigus, elles peuvent se
présenter simultanément sur le même enfant. Voilà pourquoi
leur étude devient confuse et difficile. Malgré cet inconvénient,
on peut dégager un certain nombre de types pour la description. Nous étudierons successivement :

1° Les syphilides maculeuses.
2°   —   érythémateuses exfoliatrices.
3°   —   papulo-érosives.
4°   —   en plaques
5°   —   érithémato-papuleuses polymorphes.
6°   —   tuberculeuses.
7°   —   ulcéreuses.
8° Lésions des annexes de la peau { a) l'onyxis, périonyxis. b) alopécie.

1. *Syphilide maculeuse* ou érythémateuse, appelée à tort
roséole, est constituée par des taches sans saillies, pouvant
atteindre la dimension d'un centimètre. D'une couleur rouge
sombre et sans éclat au début, elles prennent plus tard une
teinte noirâtre qu'on ne peut pas effacer par la pression. Elles
peuvent cependant affecter sur le même sujet des teintes différentes. Cette éruption peut se faire, d'après Trousseau et
Lasègue, en une nuit et disparaître aussitôt pour se montrer
de nouveau. Pour Parrot, la syphilide maculeuse évolue lentement et par poussées successives· Elle est plus confluente
sur les fesses, les cuisses et les jambes qu'à la face et au
tronc.

Une éruption qui ressemble beaucoup à la syphilide maculeuse est la *roséole vaccinale*.

« L'existence de pustule vaccinale, la prédilection très
marquée des taches pour le membre supérieur, leur coloration
uniforme. leur éruption simultanée, telles sont les particularités qui permettront toujours de distinguer la roséole vaccinale de l'érythème que détermine la syphilis héréditaire. » (1)

2° *Syphilide érythémateuse exfoliatrice.* — Se présente sous
forme d'un érythème diffus, d'un rose vif, ayant pour siège
d'élection la paume des mains, le cou (collier), les fesses,
la face postérieure des cuisses et des jambes, la plante des
pieds.

Tout au début, la syphilide érythémateuse exfoliatrice est
constituée par des plaques tantôt de la dimension d'une pièce de
5 francs, tantôt occupant en nappe un membre ou un seg-
ment de membre. C'est la syphilide *hypérhémique* de Madier-
Champvermeil.

Dans une période plus avancée de la maladie, la couleur de
rose vif devient plus foncée. La peau s'épaissit et ses couches
superficielles commencent à se desquamer. Cette desquamation
débute par les plis de la main, les talons et les malléoles et
enfin le cou. Elle peut s'étendre à toute la région lombaire et
aux membres inférieurs, en présentant ainsi la forme d'un fer
à cheval.

Les squames deviennent épaisses, blanches et sèches. Au
bout de quelques jours elles se soulèvent en bloc, par larges
placards. Cette desquamation laisse à sa suite une surface
rouge, vernissée, non suintante. Mais là ne s'arrête pas la gué-

---

(1) Parrot. Syphilis héréditaire et rachitis. Paris, 1886.

rison. Tantôt les surfaces érythémateuses mises à nu se recouvrent lentement de nouvelles squames ; tantôt, au contraire, en particulier aux fesses, aux cuisses et aux jambes, ces surfaces peuvent être le siège d'une desquamation nouvelle incessante qui peut durer ainsi pendant plusieurs semaines. On ne voit jamais ni sécrétion, ni suintement ; le linge n'est jamais taché. C'est la syphilide squameuse de Madier-Champvermeil.

Ces éruptions persistent pendant plusieurs semaines et coïncident en général avec d'autres accidents spécifiques et s'observent surtout chez les enfants forts et vigoureux.

3° *Syphilide papulo-érosive* de Fournier. — Les syphilides présentent de véritables plaques muqueuses de la peau saillantes, de la largeur d'une lentille ; elles ont une coloration caractéristique, qui rappelle celle de l'épiderme macéré.

Les syphilides papulo-érosives de Fournier siègent surtout dans les régions où s'adossent deux replis cutanés et où l'humidité est permanente. Cette double condition se retrouve dans l'espace interfessier, les aisselles, les plis génito-crural, l'ombilic, espaces interdigitaux où cette éruption est la plus fréquente.

Limitées par un contour arrondi, rarement irrégulier, ces éruptions présentent une coloration très caractéristique, que donne à l'épiderme l'application prolongée d'un cataplasme qui l'aurait macéré (Diday). Cet aspect particulier est généralement plus prononcé au centre que sur les bords. De petites érosions superficielles, peuvent se produire sur la surface de ces éruptions qui laissent échapper un liquide séreux, d'une odeur *sui generis*. Ces syphilides ont été étudiées par Parrot sous le nom de *syphilides papuleuses*. Jacquet les nie et en fait des *syphilides post-érosives*.

4° *Syphilides en plaques*, de Parrot. — C'est une éruption constituée par de larges papules, d'où le nom de *syphilide papuleuse*, que Parrot regardait comme fréquentes et dont la spécificité est niée par M. Jacquet, qui en fait des syphilides post-érosives.

Elle est présentée par des plaques circulaires d'un centimètre et même plus de diamètre, d'un rouge sombre. Cette coloration peut varier d'après le sujet et le lieu d'élection de ces syphilides. Les couleurs jaune, grise et violacée ne sont pas trop rares Ces papules ont une surface plane ou déprimée à leur centre et entourée d'un bourrelet périphérique. Une légère cuticule ou des petites écailles furfuracées recouvrent ces surfaces entourées d'une collerette épidermique.

Cette éruption se produit très rapidement, mais pas en même temps, sur toutes les régions du corps. Elle est plus abondante et plus précoce sur les membres inférieurs, où elle atteint le summum de son développement, et en particulier aux cuisses et aux genoux. Elle affecte exceptionnellement la face. Sur le menton, cette éruption est souvent confluente, offre une teinte abricot et ne présente pas de saillie. Elle est au contraire saillante et discrète sur les organes génitaux et en particulier sur le scrotum. Après la résolution de ces syphilides, elles laissent à la suite une macule, qu'on pourrait facilement confondre avec celle de la syphilide maculeuse.

5° *Syphilide érithémato-papuleuse polymorphe* de Jacquet. «Macules simples, macules squameuses, papules avec ou sans collerette, maculo-bulles et papulo-bulles, tels sont les éléments constituants de la syphilide que je propose de désigner sous le nom d'*érythémato-papuleuse polymorphe*, et que je crois être de toutes la plus fréquente » (*Gazette des Hôpitaux*, 1889, p. 523).

Il est très fréquent de voir chez les nouveau nés syphilitiques des éruptions d'ordres différents se réunir sur le même
sujet et de former des éruptions des plus complexes. Chacun
de ces éléments se développe pour son compte. Les uns con-
servent leur aspect ordinaire, d'autres sont soulevés par un
liquide et deviennent vésiculeux ou bulleux ; d'autres enfin se
recouvrent de squames ou s'ulcèrent. Il en résulte donc un
polymorphisme dont aucune description ne viendrait à bout.
C'est à ces éruptions que Jacquet a donné le nom de syphilides
érythémato-papuleuses polymorphes.

Le polymorphisme est donc un caractère de grande importance pour cette syphilide composée. Outre ce caractère, elle
n'a pas une marche définie. Il y a des éruptions qui sont à
peine ébauchées et qui restent frustes, d'autres deviennent
érosives et ulcéreuses ou bien restent squameuses, psoriasi-
formes. Toutes ces modalités peuvent être isolées, confluentes
ou affectant une disposition symétrique.

Les changements que cette syphilide subit sous l'influence
du siège sont d'un intérêt pratique assez considérable. A la
face elle a une prédilection très marquée pour le pourtour de
l'orifice buccal, le menton et les sourcils.

Les syphilides autour de la bouche se fissurent quelquefois
sous l'influence de l'irritation que causent la salive ou d'autres liquides.

Pour Jacquet, le pemphigus des nouveau-nés ne serait qu'une
simple variété de la syphilide érythémato-papuleuse, qui
deviendrait bulleuse à cause de la congestion normale de la
peau des extrémités et de la minceur de l'épiderme dans les
premiers jours de la vie, ce qui explique que « plus le pemphigus est éloigné de la naissance, moins il offre un type net »
(Parrot).

6° *Syphilides tuberculeuses*. — Jacquet, Comby, ne croient pas que les syphilides tuberculeuses de Parrot et Sevestre soient des gommes, mais ils admettent que ce sont de petits abcès cutanés que l'antisepsie guérit parfois très rapidement. Ces éruptions existent aussi chez l'adulte ; mais elles diffèrent en ce sens qu'elles ont une grande tendance à guérir sans se transformer en ulcérations. On les voit sur les fesses, les cuisses, les jambes, rarement aux mains et aux pieds.

7° *Syphilides ulcéreuses*.— Elles n'existent pas comme éruptions propres et primitives. Ce ne sont que des infections, surajoutées que l'on peut éviter par l'antisepsie. Parrot, Sevestre et la plupart des syphilographes refusent donc à cette manifestation l'origine syphilitique.

8° *Lésions des annexes de la peau*. — *a) L'onyxis et la périonyxis* sont assez fréquents chez les syphilitiques innocents. L'onyxis est généralement une conséquence de l'érythème squameux et dans ce cas tous les ongles sont envahis. La chute et le remplacement dn même ongle peuvent s'effectuer plusieurs fois de suite chez le même malade.

b) Alopécie. — Observée par Parrot, Diday, sous forme de *bandes chauves*. Elle n'a pas la même physionomie que chez l'adulte ; au lieu de se mettre en clairière elle se montre généralement sous forme de bandes claires postéro-latérales ou fronto-pariétales. Les cheveux sont courts, décolorés, entremêlés de cheveux longs. Souvent les nouveau-nés syphilitiques n'ont qu'un léger duvet. Les cils et surtout les sourcils peuvent complètement faire défaut.

4

II. — **Manifestations muqueuses**

Les altérations des muqueuses occupent une place considérable de la syphilis héréditaire précoce. Très souvent elles sont l'expression primitive de la diathèse syphilitique. De toutes ces manifestations, le coryza est la plus constante et la plus caractéristique.

1° CORYZA. — Le coryza est un accident très précoce, survenant généralement près de la naissance. C'est un symptôme des plus constants de l'hérédo-syphilis précoce et il existe rarement sans aucune autre manifestation.

Diday pense que cet accident tient aux plaques muqueuses développées sur la membrane de Schneider, qui, en s'ulcérant, donne lieu à un écoulement purulent. Cet écoulement se concrète et l'enchifrènement commence, qui cause une grande gêne à la respiration, surtout quand le petit malade tette. Les efforts nécessaires à l'enfant pour faire passer l'air à travers les fosses nasales, amènent souvent une rupture des petits vaisseaux et l'écoulement devient très vite sanieux, puriforme, strié de sang ou même sanguinolent. Cet écoulement ne tarde pas à se concréter en croûtes jaunes ou verdâtres qui obstruent les narines des deux côtés. Il est à remarquer que dans le coryza spécifique les deux narines se prennent simultanément.

Le coryza syphilitique est très tenace, et c'est une des dernières manifestations à disparaître. Il finit par atteindre le périoste, les cartilages et enfin les os. Les croûtes enlevées se reproduisent avec une rapidité étonnante ; la pituitaire détruite laisse les os à nu, qui s'altèrent à leur tour. En même temps le nez s'aplatit, la partie supérieure s'étale en donnant au visage un aspect caractéristique.

L'atrésie narinaire a été souvent observée par Sevestre à la suite d'un coryza spécifique. La peau, au niveau des orifices des narines, est plus tendue, comme altérée à l'intérieur et les orifices sont plus étroits. Les narines semblent rétractées en dedans, par suite de cette modification de la peau.

OBSERVATION III

(Personnelle)

(Recueillie dans le service de M. le profeseur Baumel.)

E. H..., âgé de trois mois, entré à l'hôpital le 5 juin 1901, dans le service clinique des maladies des enfants, de M. le professeur Baumel.

Antécédents héréditaires. — La mère a contracté la syphilis, il y a trois ans, sans avoir subi aucun traitement. Depuis deux ans elle n'a présenté aucun accident. Elle n'a jamais fait de fausses couches. Le petit E.., est son second enfant. Elle a eu une première grossesse terminée par la naissance d'une fillette qui présenta des manifestations spécifiques, plus tard, et qui a contaminé sa nourrice, la mère ne pouvant pas l'allaiter à cause de faiblesse.

Antécédents personnels. — Né à terme et ne présentant alors aucune lésion apparente, il a été toujours très chétif. Depuis trois semaines il est atteint d'un coryza qui l'empêche de téter. Les fesses présentent de petites ulcérations depuis quinze jours seulement, qui, ces derniers temps, ont envahi la cuisse droite. Sur les membres inférieurs, en particulier sur la jambe droite, on trouve des syphilides maculeuses très caractéristiques.

Plaques muqueuses aux deux commissures labiales et une belle fissure médiane sur la lèvre inférieure.

Le testicule gauche, indolore à la pression, est augmenté de volume. Il a presque le volume d'un testicule d'adulte. L'épididyme et le testicule forment une masse unique arrondie, dure, très dense, sans inégalités à sa surface. Le testicule droit a un volume normal.

Traitement : Liqueur de Van Swieten, 20 gouttes
  Eau distillée. . . . 20 grammes

A prendre une cuillerée à café toutes les six heures, immédiatement avant chaque tétée.

8 juin. — L'enfant est très faible et prend difficilement le sein. La mère perd l'espoir de sauver son enfant et, malgré tous les avertissements, elle quitte l'hôpital

27 juin. — Nous sommes allé voir en ville le petit malade, que nous avons trouvé un peu amélioré par le traitement : amélioration des plaques muqueuses buccales. La fissure labiale de la lèvre inférieure a complètement disparu, mais elle a laissé à sa suite une cicatrice facilement reconnaissable. Etat général très mauvais.

Même traitement.

8 juillet. — Depuis le 5, on a apporté le petit malade à la montagne, qui a ainsi échappé à notre surveillance.

Nous avons appris que l'état général de l'enfant n'a pas changé.

2° LES FISSURES SYPHILITIQUES s'observent quatre fois sur cinq. Elles ont été parfaitement décrites par Sevestre. Elles constituent un des foyers les plus actifs de la contagion syphilitique ; c'est le mode aussi le plus commun. D'après la place qu'elles occupent, ces fissures peuvent être divisées en :

a) Fissures labiales,
b) — conjonctivales,
c) — ano-génitales.

a) *Fissures labiales.* — Dans la grande majorité des cas, ces fissures sont la conséquence du coryza ou bien se développent en même temps que lui. Les fissures les plus fréquentes et les plus caractéristiques sont :

α ˙commissurales,

β médianes,

γ dispersées.

Les *fissures labiales commissurales* sont profondes, larges et entourées d'un bourrelet saillant, le plus souvent grisâtre, qui circonscrit une surface suintante.

Les *fissures labiales médianes* peuvent siéger sur les deux lèvres, mais elles s'observent principalement sur la lèvre supérieure, à droite et à gauche du lobule médian. Elles respectent la peau et ne dépassent jamais le chorion muqueux. À la lèvre inférieure, la fissure est unique et se trouve juste au milieu. Elle est peu caractéristique. D'après Parrot, les deux fissures médianes de la lèvre supérieure sont un signe à peu près certain de la syphilis, alors même que l'examen le plus attentif ne relève aucune autre manifestation.

Les *fissures labiales dispersées* sont disposées d'arrière en avant, et, comme les précédentes, elles gênent la succion et sont très douloureuses, non seulement pendant leur période d'état, mais encore au moment de leur guérison, car elles se froncent et tiraillent les parties voisines. Elles laissent à leur suite des cicatrices pathognomoniques d'une grande importance, et qui constituent un des stigmates de la *syphilis héréditaire tardive*.

b) *Fissures conjonctivales.* — Plus rares et moins profondes que les premières ; elles siègent aux angles des paupières. Généralement ces fissures s'accompagnent de conjonctivites, de kératites, d'ophtalmies purulentes.

c) *Fissures ano-génitales.* — Ces accidents syphilitiques présentent les fissures les moins fréquentes. Elles siègent quelquefois sur le scrotum, au niveau de la fourchette. Elles

sont analogues à celles des lèvres que nous venons de décrire
Autour de l'anus ces fissures offrent l'apect radié.

Résumé :

<table>
<tr><td rowspan="6">Fissures
syphilitiques</td><td rowspan="3">1° Fissures labiales.</td><td>a) Commissurales.</td></tr>
<tr><td>b) Médianes.</td></tr>
<tr><td>c) Dispersées.</td></tr>
<tr><td colspan="2">2° Fissures conjonctivales.</td></tr>
<tr><td rowspan="2">3° Fiss. ano-génitales.</td><td>a) Scrotales.</td></tr>
<tr><td>b) Anales.</td></tr>
</table>

OBSERVATION IV

(Personnelle)

Recueillie dans le service de M. le professeur Baumel

G. C..., âgé de 3 mois, né à Béziers le 25 avril 1901, est enfant assisté à Montpellier, n°..., fils naturel de G. J:.., entre à la clinique des maladies des enfants, dans le service de M. le professeur Baumel, le 15 mai 1901.

Antécédents héréditaires. — La mère du jeune malade nous dit avoir toujours joui d'une parfaite santé. D'une voix voilée, elle accuse de la céphalée nocturne et a présenté, il y a dix mois, une éruption sur le corps qui a disparu au bout de peu de temps. Pas le moindre aveu au point de vue spécifique. Quant au père, la mère nous déclare qu'il serait bien portant.

Examen du malade le 12 mai.

L'enfant est maigre, chétif, pâle et présente sur le corps un grand nombre de taches jaunâtres cuivrées, résultat de cicatrices d'anciennes ulcérations. L'orifice des narines est obstrué en partie par des croûtes noirâtres de sang desséché, détruites à chaque instant, et aussitôt reformées. La respiration est gênée, sifflante, embarrassée par le nez, et la succion est difficile, quelquefois impossible. La commissure labiale gauche présente une fissure large, béante d'un fond suintant. Les bords sont boursouflés et rouges. Sur la lèvre supérieure, on voit deux fissures symétriquement disposées par rapport à la saillie médiane. La lèvre inférieure présente à droite une légère fissure et trois cicatrices très apparentes.

Sur la voûte palatine, nous constatons quelques légères ulcérations peu profondes ayant l'aspect des plaques muqueuses. Il nous est cependant difficile de nous prononcer sur la nature de ces lésions, étant donné la cachexie avancée du petit malade; mais elles sont très probablement de nature spécifique.

Les membres inférieurs sont fléchis et la contracture est plus prononcée à gauche. La contracture des membres supérieurs est moindre.

Autour de l'anus, on voit quelques petites ulcérations elliptiques ayant l'aspect de plaques muqueuses.

A la partie inférieure et interne du tibia droit, on remarque quelques cicatrices qu'on nous déclare avoir été des ulcérations venues les premières en date après la naissance de l'enfant.

Le talon droit présente une éruption de papules qui s'annoncent par des macules grisâtres qui mettent deux jours à se soulever. Elles se remplissent d'un liquide jaunâtre et crèvent en quelques jours en laissant à leur place des taches rouges faciles à reconnaître. J'en ai compté ainsi plus d'une dizaine.

L'enfant est soumis à des frictions d'onguent napolitain dès son entrée à l'hôpital. On lui donne XX gouttes de liqueur de Van Swieten avec 20 grammes d'eau, en quatre fois, dans du lait sucré, toutes les six heures.

Le 2 juin, l'enfant a diminué de 180 grammes en dix jours. La contracture des membres supérieurs a disparu complètement, mais celle des membres inférieurs persiste, quoique diminuée. On remarque à peine quelques croûtes au niveau du nez. Les ulcérations de l'anus n'ont point changé.

3. — Amélioration légère sous l'influence du traitement. Poussée actuelle de miliaire.

5. — Depuis hier soir, le petit malade est en proie à une vive agitation. Il tousse, a de la dyspnée; sa température est montée à 39°. Le pouls est petit, rapide.

A la percussion, on trouve à droite une matité complète avec augmentation des vibrations perçues, pendant que l'enfant pleure. A gauche, légère submatité.

A l'auscultation, à droite, respiration obscure. Râles sous-crépitants fins, avec un souffle léger. Rien de particulier à gauche.

M. le professeur Baumel a posé le diagnostic de broncho-pneumonie et a prescrit des cataplasmes de farine de lin saupoudrés de farine de moutarde.

7. — T. : 39°3. Dyspnée forte. Toux. Râles sous-crépitants disséminés. On met un vésicatoire à droite.

9. — A la visite, nous apprenons que le vésicatoire n'a pas pris. T. : 39°3. P. : 140. Les lèvres du petit malade sont cyanosées.

10. — L'enfant meurt à 9 heures du soir.

3° Plaques muqueuses. — D'après Caillant, les plaques muqueuses sont des lésions qui se montrent très fréquemment. Elles se montrent à la bouche, aux lèvres, à l'anus, plus rarement à la vulve chez les petites filles, au pharynx (Trousseau).

Les plaques muqueuses de la bouche sont loin d'avoir la même importance diagnostique que celles des lèvres et du nez. D'après Sevestre, elles sont très rares chez les nouveau-nés, et cela parce que la muqueuse buccale n'est pas irritée chez ces malades par l'alimentation. Donc il faut savoir que ces ulcérations de la muqueuse buccale si fréquentes chez les enfants *ne sont pas toujours d'origine syphilitique*. Ce sont les ulcérations athrepsiques de Parrot qui sont très communes et qui sont prises très souvent pour des plaques muqueuses.

Les altérations athrepsiques s'observent en particulier sur le frein de la lèvre inférieure et sur celui de la langue. Elles ne sont pas rares sur le voile du palais, où elles se présentent sous forme d'ulcérations arrondies d'un centimètre de diamètre, situées symétriquement sur les parties latérales de la voûte palatine, au niveau de la saillie que forment dans ces points les apophyses ptérygoïdes, d'où le nom de plaques *pté-rygoïdiennes* de Parrot. Mauriac croit « qu'en pratique on fera bien de tenir pour suspectes toutes ces lésions sauf les plaques athrepsiques ptérygoïdiennes. » (1)

Les *plaques muqueuses cutanées* consistent en ulcérations plus ou moins régulières développées dans les sillons sous-nasal et naso-labial, mentonnier, etc. Ces plaques se couvrent souvent de croûtes d'un jaune verdâtre. Quelquefois ces croûtes s'accumulent en certains points en masses si volumineuses que la face est complètement déformée. La face et la région ano-génitale sont les lieux de prédilection pour ces accidents. Cependant on les rencontre au cou, dans les aisselles, dans les plis génito-cruraux, à l'ombilic, etc. Les *plaques auriculaires* siègent à l'extrémité supérieure du pavillon de l'oreille et s'accompagnent d'otorrhée et de plaques muqueuses des conduits.

4° Accidents laryngés. — Provoquent la raucité de la voix, souvent aussi son extinction. Chez quelques malades ces accidents provoquent une vive dyspnée; il se produit des accès de suffocation interne simulant la laryngite stridileuse et pouvant, d'après Sevestre, entraîner rapidement la mort par asphyxie ou syncope.

---

(1) Mauriac. — Syphilis tertiaire et syphilis héréditaire. Paris, 1890, p. 1123.

III. — Manifestations viscérales

Dans les cas de mort prématurée du fœtus, nous l'avons dit, on trouve rarement des lésions anatomo-pathologiques. Chez les enfants mort-nés, au contraire, ces lésions sont presque constantes et affectent un grand nombre d'organes : tels sont l'hypertrophie du foie et de la rate, les abcès du thymus, les lésions osseuses, celles du cœur et des vaisseaux, enfin, celles du testicule.

A côté de ces altérations plus ou moins prononcées, on peut en trouver de moins fréquentes, localisées au système nerveux, aux reins, au tube digestif. Bien que la nature spécifique des altérations anatomiques des viscères ne soit pas toujours évidente, on doit les ranger parmi les lésions syphilitiques chez les enfants.

Nous allons reprendre l'étude de ces lésions dans chaque organe en particulier.

A. — Lésions syphilitiques du foie

Ces lésions sont très fréquentes et se produisent parfois dès les premiers mois de la vie fœtale.

La syphilis hépatique du fœtus ou de l'enfant nouveau-né n'est pas comparable à celle de l'adulte. Cette différence anatomique provient, bien entendu, du mode de l'infection, qui n'est point le même dans les deux cas. Les manifestations syphilitiques chez l'adulte sont *disséminées* dans le foie ; elles aboutissent plus ou moins rapidement à la formation d'un tissu *scléro-gommeux*. Chez le fœtus, au contraire, le foie est infecté *uniformément et en totalité* par suite de la circulation utéro-placentaire.

La syphilis hépatique qui se manifeste pendant la vie intra-utérine, fait obstacle à la circulation veineuse du foie, et l'hydramnios ne tarde pas à apparaître. Par suite de l'augmentation de la pression veineuse intra-ombilicale, « une véritable *ascite extra-fœtale* se produit : c'est l'*hydramnios*. Le volume du ventre de la mère peut alors prendre des proportions énormes (jusqu'à 1 mètre 24 au niveau de l'ombilic). Les mouvements du fœtus sont obscurs, mal perçus ; l'utérus forme une vaste collection liquide, où l'on peut constater la sensation de flot. En même temps, surtout dans les cas d'hydramnios aigu, ou la sanglée abdominale ne s'est pas peu à peu laissé distendre, des troubles fonctionnels graves se montrent chez la mère : compression des organes abdominaux, des uretères, dyspnée croissante, vomissements, cyanose, douleurs lombo-abdominales » (Chauffard) (1). Dans ces cas, le fœtus syphilitique succombe généralement avant le septième mois, dans la proportion de 23 pour 100 (Bar).

Chez le nouveau-né la syphilis hépatique est la forme la plus avancée de la syphilis fœtale. Habituellement, elle est accompagnée de bien d'autres manifestations de la syphilis héréditaire précoce : coryza, syphilides, plaques muqueuses, etc.

C'est Gubler qui, le premier, en 1852, a décrit d'une manière très satisfaisante les lésions syphilitiques du foie chez l'enfant.

------

(1) Chauffard, *Traité de médecine*, t. III, p. 898.

Chez le nouveau-né syphilitique, mort-né ou mort peu de temps après la vie extra-utérine, et atteint de syphilide hépatique, la première chose qui nous frappe à l'autopsie, c'est la *périhé-patile,* qui établit des adhérences très résistantes entre le foie et le diaphragme.

De forme régulière et d'aspect lisse, le foie syphilitique est ferme et résistant. Il est plus volumineux qu'à l'état normal, et sa teinte habituelle rouge-brun a fait place à une teinte gris-jaunâtre comme le silex. Le tissu hépatique est dur, lisse, brillant, demi-transparent. Ses parties altérées ont une couleur que Gubler a comparée si justement à celle de la *pierre à fusil* (1). En outre, il est parsemé de petites granulations, qu'on a comparées à des *graines de semoule* et constituées par des amas de cellules embryonnaires. Cet aspect particulier du tissu hépatique a fait dire à Parrot que le foie syphilitique est un *foie granuleux.* Ces petites granulations occupent les espaces qui séparent les lobules hépatiques, et sont surtout disposées au pourtour des ramuscules de la veine porte. C'est l'*hépatite interstitielle diffuse* de Gubler.

Cornil et Ranvier (2) ont vu dans plusieurs cas ces granulations embryonnaires pénétrer au centre même des lobules du foie, en suivant les capillaires entre les cellules hépatiques.

Sous l'influence de la prolifération cellulaire, la veine porte peut être oblitérée dans son trajet intra-hépatique. C'est ainsi que P. Bar explique l'hypertrophie de la rate et l'épanchement séreux, quelquefois mêlé de sang, dans le péritoine.

(1) Gubler. *Mém. de la Soc. de Biologie,* 1852, t. IV, p. 25.
(2) Cornil et Ranvier. — *Manuel d'histologie pathologique.* Paris, p. 912.

Observation V

(Personnelle)

Prise dans le service de M. le professeur Baumel

G... C... âgé de 3 mois, né à Béziers. Fils de parents syphilitiques, entre dans le service clinique des maladies des enfants de M. le professeur Baumel, le 15 mai 1901. (Pour plus de détails, voir l'observation IV, page 54).

Couvert de manifestations spécifiques sur tout le corps, le petit G... meurt d'une broncho-pneumonie le 10 juin 1901, à 9 heures du soir.

Autopsie le 11 juin. — A l'autopsie que nous avons faite avec M. le docteur Blanchard, interne du service, nous avons trouvé des lésions des viscères thoraciques et abdominaux. La lésion la plus caractéristique qui nous a le plus frappé et qui fait l'objet de cette observation est celle du foie.

A l'ouverture de l'abdomen, nous avons trouvé une légère périhépatite qui établit des adhérences peu prononcées entre le foie et le diaphragme.

Le foie augmenté de volume pèse 160 grammes. Sa surface dépolie est parsemée de jaune et de brun qui donne ainsi un aspect caractéristique du foie. Sur la face postéro-inférieure du foie et en particulier sur la zône latérale droite on voit une surface ayant la dimension d'une pièce de 5 francs, qui présente une coloration rouge-brun, teinte habituelle du foie.

A la coupe le lobe gauche qui paraît le plus atteint est d'une consistance dure et homogène. Il présente de petits points blanchâtres que Gubler a comparés à des graines de semoule. Vers le milieu du bord tranchant du foie ces granulations sont plus nombreuses et plus distinctes.

Le lobe droit, d'une coloration rouge-brun et d'une consistance ferme, est très friable. Il se laisse déchirer avec la plus grande facilité.

L'enfant ayant présenté au cours de sa maladie une contracture prononcée des membres inférieurs, nous avons prié M. le professeur

Bosc, d'examiner la moelle au point de vue anatomo-pathologique.

A l'examen microscopique, on ne constate aucune altération de la moelle.

B. — Lésions de l'estomac et de l'intestin

Il est bien probable que la syphilis exerce des affections spécifiques sur l'estomac, mais il est difficile de savoir en quoi elles consistent. Oser (1) a remarqué dans la tunique musculeuse de cet organe de petits nodules blanchâtres, de nature gommeuse, rappelant les grains de la semoule. Ces nodules, qui se trouvent encore dans la même tunique de l'intestin altéré, aussi bien que dans le foie, les capsules surrénales, etc., sont caractéristiques de la syphilis héréditaire, et sont constitués par des amas de cellules embryonnaires.

Comme celles de l'estomac, les altérations de l'intestin ne présentent pas une grande certitude. Nous avons déjà cité quelques particularités remarquées par Oser. Ce même auteur a vu aussi de petites ulcérations qui couvraient la muqueuse intestinale au niveau des plaques de Peyer. La paroi intestinale est épaissie et Forster (2) et Schott ont observé une tuméfaction des plaques de Peyer.

C. — Thymus et pancréas

D'après Paul Dubois, le thymus présente très souvent des lésions syphilitiques. Il a trouvé dans cet organe un suc demi-liquide, d'un blanc jaunâtre. Cependant, Parrot ne croit pas à

---

(1) Oser. — *Arch. für Dermat. und Syph.*, 1871.

(2) Forster. — *Wurtzburg. med. Zeitschr.*, t. IV.

la fréquence de cette altération, car d'une part, la sécrétion normale de cette glande a l'aspect du pus et, d'autre part, une inflammation simple du thymus peut déterminer du pus. Ce sont deux éléments qui ont été à tort considérés de nature syphilitique.

Lehmann a constaté une fois l'existence de nodosités dans cet organe. Il rapporte leur présence à la syphilis, mais « elle paraît bien plutôt devoir être considérée comme une des modalités atrophiques que subit inévitablement le viscère » (Parrot (1).

En résumé, l'action de la syphilis sur le thymus est excessivement rare.

Cette même action est aussi rare dans le pancréas. Birch-Hirschfeld a trouvé sur 23 enfants atteints de syphilis 13 fois une sclérose de cet organe, qui avait plus ou moins détruit le tissu glandulaire.

D. — Lésions syphilitiques du cœur

La syphilis atteint beaucoup moins l'appareil circulatoire que l'appareil respiratoire.

Rosen parle de gommes congénitales du cœur; Wagner et Virchow ont observé la myocardite sur des fœtus mort-nés dont les mères étaient atteintes de syphilis. Kartow a observé de véritables foyers syphilitimateux dans les parois des ventricules du cœur chez les nouveau-nés et Coupland a trouvé que le cœur d'un enfant mort à 3 mois était hypertrophié, sur-

(1) Parrot. — La syphilis hérédlitaire et rachitis. Paris, 1886, p. 76.

tout du côté gauche et présentait de petites tumeurs gommeu-ses. Forster a cité également une endocardite syphilitique.

Parrot a observé que les foyers de l'altération disséminés à la surface ou dans les profondeurs de l'organe présentent une grande analogie avec ceux du poumon. Dans le centre du cœur altéré il a constaté des noyaux arrondis de couleur jaune, tandis que les mêmes éléments à la périphérie présentaient une teinte rouge. Le muscle était fragmenté et converti en une substance réfringente.

En résumé, l'hérédo-syphilis atteint très peu le cœur et encore moins les vaisseaux artériels, veineux et lymphatiques. Cepen-Cant les vaisseaux du cerveau sont plus souvent atteints.

E. — Lésions de la rate.

L'altération de la rate se rencontre dans la plupart des cas de syphilis héréditaire. Pour Samuel Gée, cette altération existe dans le quart des cas. Barlow l'a observée 22 fois sur 28 nouveau-nés syphilitiques.

Pour Parrot, elle est à peu près constante chez les enfants syphilitiques d'un mois.

La rate altérée est généralement augmentée de volume et de poids. Cette hypertrophie a été signalée par Cruveilhier, Friedrich, Vidal, Lancereaux et surtout Barenspring.

Parrot, qui a bien étudié la question, a constaté que chez les enfants de 5 à 10 jours, le poids de la rate est augmenté de 7.1 gr., qu'elle pèse, à l'état normal, 38 gr. ; chez les enfants de 10 à 20 jours, au lieu de 9.3 gr. à l'état normal, la rate pèse 34.18 gr.. et enfin, la rate altérée d'un enfant de 45 jours pèse 11.30 gr.

Il ressort de ces chiffres que l'augmentation du poids de

la rate altérée est d'autant plus forte, que la période est plus rapprochée de la naissance. Cette hypertrophie n'existe plus à partir de 3 ou de 6 mois ; elle diminue avec les progrès de l'âge.

On trouve aussi des gommes dans la rate altérée ; elle est ferme, élastique, d'une coloration grisâtre à la périphérie. D'après Beau, l'hypertrophie de cette organe existe toutes les fois que la circulation est gênée dans le foie.

Pour Gubler, les lésions syphilitiques du foie gênent la circulation hépatique et déterminent l'hypertrophie de la rate qui est intimement liée à ce premier organe.

Parrot pense que c'est une hypertrophie diffuse.

Hasland (1), sur 154 autopsies d'enfants morts de la syphilis héréditaire, a trouvé cet organe 55 fois atteint d'hyperplasie.

F. --- Lésions des reins.

Les lésions syphilitiques atteignent rarement les reins, et comme dans les poumons et le cœur, ces altérations sont le plus souvent nodulaires. Plus ces nodules sont anciens, plus leur diamètre est grand. Ils peuvent atteindre jusqu'à un centimètre de diamètre.

Sur l'organe coupé on voit que toutes ses substances ont leur aspect normal. Mais on constate par places des foyers de dimension et de coloration différentes.

On constate aussi une accumulation d'éléments embryonnaires le long des artères, qui se rencontrent également dans

_____

(1) Hasland.— Hospt.Tidende 1882, 2 R IX 2-3, et Arch. f. Kinderheilh 1883, IV, p. 297.

les pyramides où ils peuvent déplacer et déprimer les tubes.

Les *capsules rénales* peuvent aussi présenter diverses altérations dues à la syphilis héréditaire.

Virchow a noté l'augmentation de volume de cet organe. Huber a signalé que, par suite de la dégénérescence grais-seuse, la substance corticale prend un aspect jaune crème de lait.

Pour Parrot, Ollivier et Ranvier, l'organe augmente de volume, prend une teinte grise ou gris-rosé. Ils ont signalé la présence de petits nodules à la périphérie, qui ont un milli-mètre environ de diamètre, et qui ressemblent à des graines de semoule. Ce sont des nodules cellulaires, semblables à ceux du poil.

G. — Lésions du poumon

a) *Hépatisation blanche de Virchow.* — Cette pneumonie blanche, bien étudiée par Parrot en 1877, et plus tard par Cornil, chez les enfants qui ont vécu pendant quelques mois, est caractérisée par une cachexie syphilitique du nouveau-né, au même titre que le foie silex de Gubler. Elle a été nommée *pneumonia alba* par Virchow, car le tissu pulmonaire altéré est blanc, plus rarement grisâtre. Cette lésion est disséminée sous forme lobulaire. C'est une infiltration partielle des alvéo-les du tissu pulmonaire par des cellules épithéliales disposées régulièrement. Elle est le plus souvent limitée à la surface du poumon et occupe de préférence les parties déclives des lobes supérieur et inférieur. A la coupe, le tissu pulmonaire se pré-sente sous un aspect brillant, d'une coloration d'un gris-blanc. Les nodules hépatisés sont lisses, durs, denses et crient sous le scalpel. Les lobules du poumon sont très nettement circons-

crits par des cloisons d'apparence fibreuse. Les alvéoles pul-
monaires sont remplis de cellules épithéliales, le plus souvent
si abondantes, qu'elles forment des cylindres solides qui prennent la forme des canalicules du poumon, et les obstruent
complètement.

b) *Gommes du poumon.* — Observées par Depaul (1) ces petites gommes font quelquefois saillie sous la plèvre. Le tissu
pulmonaire ainsi altéré se présente sous une coloration jaunâtre caractéristique. Souvent le centre de ces gommes est
ramolli et laisse à la pression s'échapper une matière
caséeuse.

c) *Broncho-pneumonie.* — La broncho-pneumonie syphilitique a été étudiée par Balzer et Grandhomme. Elle se présente
sous les quatre formes suivantes :

1. Broncho-pneumonie syphilitique à forme de congestion
pulmonaire.

2. Broncho-pneumonie syphilitique avec hépatisation blanche, sans lésions bronchiques.

3. Broncho-pneumonie syphilitique avec lésions bronchiques.

4. Et enfin broncho-pneumonie à noyaux disséminés ayant
l'allure des broncho-pneumonies ordinaires.

d) *Plèvre.* — Il est impossible d'étudier à part les lésions
de la plèvre, à car elles sont intimément liées à celles du
poumon.

---

(1) Depaul, *Gazette médicale de Paris*, 1851, p. 288 et 472.

H. — Lésion des testicules

Le testicule est l'organe le plus fréquemment atteint par la syphilis héréditaire et il peut présenter des lésions analogues à celles de l'adulte.

North et Bryant ont constaté une tuméfaction assez prononcée du testicule altéré.

« Aussi, dit M. Sevestre, quand chez un enfant suspect on trouve des testicules volumineux, durs comme des billes et indolores, on peut presque toujours affirmer qu'il est atteint de syphilis héréditaire. En dehors de cette maladie, en effet, l'hypertrophie n'est pas commune ».

Obedenard (1) a rencontré trois fois l'orchite hyperplasique.

L'altération de cet organe consiste d'ordinaire en une hypertrophie plus ou moins notable et en une induration. L'organe malade est indolore et présente des nodosités.

Comme le foie, le testicule est envahi d'une manière régulière et diffusément. Cependant on a trouvé dans un seul cas un noyau fibreux complètement isolé, entouré de cellules embryonnaires. L'autopsie a permis à Henock (2) de constater une sclérose interstitielle des deux testicules. Une lésion analogue peut débuter autour des artérioles sous forme d'un amas de cellules embryonnaires, qui, dans une période plus avancée, entourent et compriment les tubes séminifères, les refoulent et finalement les font disparaître complètement

---

(1) Obedenard, Soc. de chir. de Paris, 3 février 1875.
(2) Henock. — Deutsche Zeitschr für pract. Méd. 1877, n· 11.

L'hypertrophie aboutit souvent, quand le petit malade n'est pas traité, à la dégénérescence fibreuse de l'organe avec atrophie qui constitue un des meilleurs stigmates pour reconnaître plus tard l'hérédo-syphilis. La stérilité est la conséquence inévitable de cette dégénérescence.

I. — Hérédo-syphilis des centres nerveux

L'hérédo-syphilis de l'axe cérébro-spinal est très souvent méconnue par le médecin, soit parce que les parents la cachent ou l'ignorent, soit parce que ces accidents nerveux ne coexistent pas avec aucune autre manifestation de nature syphilitique. Certains auteurs refusent même son existence, et Parrot considère que les altérations syphilitiques des centres nerveux sont fort rares. Cependant, si la syphilis acquise atteint le système nerveux, pourquoi admettre que la syphilis héréditaire ne l'atteigne qu'exceptionnellement? Ainsi, notre ami le docteur Martin, qui a bien voulu laisser à notre disposition son travail récent sur l'hérédo-syphilis des centres nerveux (1) a démontré que la syphilis héréditaire se localise assez souvent sur l'axe cérébro-spinal.

Ces lésions peuvent porter tantôt sur l'encéphale, tantôt sur la moelle, mais le plus souvent ces deux parties sont atteintes simultanément.

Les altérations de la syphilis héréditaire des centres nerveux comportent une étude toute spéciale, qui dépasse le cadre de notre travail.

La méningite et l'hydrocéphalie étant l'expression clinique

---

(1) J.-N. Martin. — Hérédo-syphilis des centres nerveux et diplégie spasmodique de l'enfance. Thèse de Montpellier 1901.

la plus importante de la syphilis héréditaire cérébrale, et celle que nous avons pu observer plus directement, nous allons brièvement exposer leur étude.

I. — *Méningite syphilitique*

Le virus syphilitique peut atteindre le cerveau comme il atteint tous les autres viscères. Cette altération est le plus souvent accompagnée d'autres lésions viscérales de nature spécifique. Mais elle peut être isolée. La méningite syphilitique n'est pas douteuse et les cas de méningites guéries par le traitement anti-syphilitique en est une preuve éloquente. Dray-fous, Barthélemy, Millard, Vallin, Blanch et bien d'autres ont vu des méningites d'enfants provenant de parents syphilitiques. Il existe de nombreuses autopsies dans lesquelles on a trouvé des altérations non douteuses de la dure-mère. Jurgens, cité dans la thèse de notre ami le docteur Martin, rapporte une autopsie avec les lésions suivantes : « un épaississement considérable de la dure-mère au niveau de la base du crâne, laquelle était le siège d'une légère hyperostose. Dans la zone de transition céphalo-rachidienne, la dure-mère était très vasculaire; sa face interne dépolie est soudée à l'arachnoïde ». Les autopsies de ce genre ne sont pas rares. Dans le service des maladies des enfants, nous avons eu l'occasion de voir un cas typique et des plus intéressants, qui a fait l'objet de la leçon d'ouverture du mois de novembre en 1900, de notre maître M. le professeur Baumel (1). Ayant suivi de

---

(1) Baumel. — Hérédo-syphilis à forme viscérale, principalement cérébrale chez l'enfant. *Nouveau Montpellier Médical*, 17 février 1901, p. 193.

près ce cas particulier. nous le résumons dans notre travail.

La méningite, même lorsqu'elle est de nature syphilitique, n'est pas toujours guérie par le traitement spécifique. Et en effet, dans l'observation que nous citons plus bas, on peut voir que, malgré les apparences d'une amélioration assez considérable présentée au mois d'octobre par la jeune malade, elle ne tarda pas à succomber deux mois après. « A l'heure actuelle, nous ne savons pas jusqu'où ira cette réduction déjà considérable », disait M. le professeur Baumel, dans sa leçon de clinique, quand il parlait de cette amélioration.

OBSERVATION VI

(Résumée)

(Recueillie dans le service de M. le professeur Baumel par M. Coustan externe, et publiée dans le *Nouveau Montpellier Médical.*)

(Méningite syphilitique.)

B... (Juliette), âgée de onze mois, entre le 18 octobre 1900, à l'hôpital Suburbain, crèche lit n° 2.

Née à terme, son allaitement est mixte ; elle a mis sa première dent à huit mois, sa deuxième, quelques jours après (incisives inférieures). Quinze jours plus tard, elle met les incisives supérieures.

Antécédents personnels. — Deux semaines après sa naissance, la petite Juliette présente du pemphigus, plus prononcé au talon gauche.

Antécédents héréditaires. — Mère faible, anémique. Elle dit avoir de la leucorrhée dans l'intervalle des menstrues et souffrir de névralgies dentaires réitérées. Accuse de la céphalée nocturne. Elle a un premier enfant qui a huit ans aujourd'hui et qui se porte bien ; sa seconde grossesse se termine par un avortement, à trois mois. Enfin, son troisième enfant est venue à terme, c'est celle qui nous occupe dans cette observation.

Pas le moindre aveu au point de vue syphilis. Mais les deux

avortements et la céphalée nocturne doivent déjà nous mettre sur la voie. Quant au père, qui a fait son service militaire dans les colonies, la mère nous déclare qu'il serait bien portant.

Début de la maladie, il y a cinq mois, par une fièvre intense, par des vomissements de temps à autre, et une constipation presque continuelle. La malade a perdu la vue à huit mois. En même temps, elle a présenté cinq convulsions successives ; de la dernière il en est résulté un opisthotonos très prononcé. Depuis trois mois, raideur dans tous les membres.

Le 18 octobre, jour de son entrée dans la clinique, M. le professeur Baumel constate de l'extension forcée des pieds et découvre sur la langue et dans l'arrière-gorge du muguet très abondant. Faiblesse extrême ; facies pâle et amaigri ; diarrhée verte. Quant au traitement suivi par la malade avant son entrée à l'hôpital, il consiste en *frictions mercurielles* et en l'administration d'*iodure de potassium ;* le traitement lui fit *recouvrer la vue.*

Diagnostic. — Méningite syphilitique et athrepsie tardive.

Traitement : 1° Borate de soude
           Miel rosat . . . $\Big\}$ ââ 10 grammes.

    2° Eau de chaux .
        Eau de laitue . $\Big\}$ ââ 30 grammes.

    Sirop simple. .   60   —
    Teinture de musc   V gouttes.
    3° Iodure de potassium 0 gr. 20
    Eau distillée. .   40 —

En 4 fois, dans du lait sucré.

28 octobre. — Amélioration, souplesse des membres qui revient d'abord au bras gauche et à la jambe droite, puis aux deux bras et aux deux jambes simultanément.

La courbe des pesées effectuées depuis le 20 octobre jusqu'au 20 novembre, tous les quatre jours, nous montre, le 27 octobre et le 3 novembre, une diminution de poids ; à partir de cette date, une augmentation sensible.

19 décembre. — La mère retire son enfant, sensiblement améliorée. Quelques semaines plus tard, nous apprenons que l'enfant est morte en état de fièvre, vomissements.

« On voit donc, par ce début de la maladie, que la fièvre, les vomissements et la constipation forment déjà le tableau de la méningite ; de plus, cette raideur de tous les membres ne prouve-t-elle pas l'envahissement de la base de l'encéphale ? » (Baumel) (1).

II. — Hydrocéphalie

L'hydrocéphalie est l'hydropisie du cerveau. Elle est acquise ou congénitale. Cette dernière est le plus souvent une manifestation de la syphilis héréditaire. Pour Fournier, c'est la cause la plus habituelle (2). D'Espine et Picot (3), dans leur ouvrage des *Maladies de l'enfance*, citent E. Fournier rapportant 170 cas authentiques d'hydrocéphalie d'origine hérédosyphilitique.

Le crâne, dans l'hydrocéphalie, est déformé, et devient énorme ; les orbites sont enfoncés sous la saillie des os frontaux et le diamètre transversal du front est considérablement augmenté, tandis que le diamètre vertical de la face est diminué. Dans l'hydrocéphalie les convulsions sont très fréquentes, la motilité est le plus souvent incomplète et l'intelligence est généralement nulle. L'enfant, présentant cet état hydrocéphalitique, est d'un appétit vorace malgré son état général.

L'hydropisie congénitale du cerveau permet assez souvent la survie d'une période de 10, 15 ans ; rarement ce délai est dépassé.

---

(1) Baumel. — *Nouveau Montpellier Médical.* 17 février 1901.
(2) Fournier. — Syphilis héréditaire tardive.
(3) D'Espine et Picot. — Maladies de l'enfance, Paris, 1899.

Le mercure,sous forme de liqueur de Van Swieten et l'iodure, constituent le traitement de l'hydrocéphalie chez l'enfant. C'est donc celui de l'hérédo-syphilis chez l'adulte. Les doses seules varieront.

Les opérations, pratiquées dans le but de retirer le liquide, ne donnent pas de résultats encourageants. « J'ai plusieurs fois pratiqué l'aspiration du liquide cérébral au moyen de l'aiguille n° 1, j'ai été surpris de l'innocuité de l'opération même quand j'ai obtenu chez plusieurs enfants une amélioration passagère, mais je n'ai jamais vu la guérison (Dieulafoy (1) ».

Observation VII

(Résumée)

(Recueillie dans le service de M. le professeur Baumel, par M. H. Coustan, externe, et publiée dans le *Nouveau Montpellier médical* du 17 février 1901)

Hydrocéphalie

H...(Louis), âgé de 11 mois, entre, le 16 octobre 1900, dans le service de M. le professeur Baumel, crèche-lit n° 3.

Antécédents personnels. — Né à terme et nourri au biberon, l'enfant a présenté, à l'âge de 5 mois, des convulsions qui se sont répétées cinq ou six fois.

Antécédents héréditaires. — Mère bien portante. Elle a eu la fièvre typhoïde au mois d'août. Présente un abcès qui, depuis l'accouchement, s'est montré deux fois sur la région postéro-latérale droite du cou. Il a tout l'aspect d'une gomme spécifique. Depuis un mois, elle se plaint de *maux de tête matutinaux et perd ses cheveux.*

C'est une fille-mère ; elle n'a pas eu de fausses couches et nie toute contagion syphilitique. Le père de l'enfant est bien portant, au dire de la mère.

_____

(1) Dieulafoy. — Manuel de pathologie interne, Paris, 1898.

Début de la maladie actuelle. — La maladie actuelle remonte à l'âge de 5 mois. Manifestée par des convulsions, la dernière, très forte, laissa de l'opisthotonos, qui persista pendant deux mois. A partir de ces accidents convulsifs, l'entourage du malade remarqua que la tête de celui-ci grossissait à vue d'œil.

Cet enfant est hydrocéphale.

16 octobre. — A l'examen détaillé, on constate une tête volumineuse, deux bosses frontales saillantes, fontanelles et sutures élargies. Le ventre du malade est gros et présente une dilatation de l'estomac très accentuée.

Le bras droit est légèrement contracturé : les doigts de la main droite sont en extension forcée : la tête ne peut pas être soutenue et remue constamment sur l'oreiller de droite à gauche et de gauche à droite, en raison d'un peu d'eczéma de la nuque.

Au point de vue de la dentition, deux incisives (médianes inférieures) seulement ont fait leur apparition. L'enfant n'a mis sa première dent qu'à 9 mois : la deuxième, un mois plus tard.

Diagnostic. — Hydrocéphalie d'origine hérédo-syphilitique.

Traitement. — Sirop de lactophosphate de chaux, 20 grammes (deux cuillerées à bouche par jour).

Lait toutes les 3 heures (1 litre et quart par jour).

Le 23 octobre 1900.

Iodure de potassium . . . . 20 centigr.
Eau distillée . . . . 20 gram.

une cuillerée à café chaque 6 heures dans lait sucré.

Le 24 octobre. — L'enfant est très altéré et présente de plus de l'érythème interfessier. Le nez et les yeux coulent abondamment. Cet ensemble symptomatique est attribué à l'iodisme et on supprime l'iodure.

Le 2 novembre. — Convulsions, localisées d'abord à la langue, puis généralisées à tout le corps.

Il y a de plus du strabisme interne de l'œil droit.

Chloral. . . . . 0 gr. 25
Sirop simple. . . . . 20 gr.
Eau. . . . . 40 gr.

L'enfant pèse 6 kil. 880.

Le 5 novembre. — Les convulsions ont cessé. L'iodure est repris.

Le 13 novembre. — L'analyse des urines faite montre du sucre. Elles présentent un précipité rouge-brique produit par la réduction de la liqueur de Fehling.

Le 15 novembre. — Le nez coule abondamment.

> Liqueur de Van Swieten. . . . . XX gouttes.
> Eau distillée. . . . . 20 gram.

Le 16 décembre 1900. — L'état hydrocéphalique est à peine amélioré.

L'enfant pèse 8 kilos.

M. le professeur Baumel prescrit simultanément et par jour :

> Liqueur de Van Swieten . . . . XX gouttes
> Iodure de potassium . . . . . 20 centigr.

Le 5 février 1901. — L'enfant a des convulsions survenues à l'occasion de l'éruption de ses deux incisives supérieures.

Le 9 février. — Les convulsions ont complètement disparu.

Le poids de l'enfant baisse.

Depuis, l'enfant prend régulièrement ses médicaments, et son poids présente des alternances d'augmentation et de diminution.

Le 23 juillet 1900, l'enfant accuse une ophtalmie purulente double avec ulcération de la cornée de l'œil gauche. Etat général très grave.

AFFECTIONS DES OS

Les lésions syphilitiques des os, si fréquentes chez les adultes, ont pendant longtemps été méconnues chez les enfants. A part les os du nez, l'ensemble du système osseux passait pour être généralement épargné par la syphilis héréditaire. On ne considérait pas l'altération de l'os comme une manifestation commune et toutes les observations notaient le contraire. Ber-

tin, comme beaucoup d'autres médecins de son temps, disait que
le système osseux n'est presque jamais affecté de syphilis
chez les nouveau-nés et dans la première année de l'enfance
(Bertin, Traité de la maladie vénérienne chez les enfants nouveau-nés, les femmes enceintes et les nourrices... A Paris.)

Quarante ans plus tard, Trousseau (1) ne tenait pas un lan-
gage différent, et M. Diday (2) est parvenu à grand'peine à en
réunir quelques cas.

En Allemagne et en Angleterre, on croyait aussi que chez les
enfants la maladie n'affecte pas l'os ou bien qu'elle l'affecte,
mais bien rarement.

C'est Wagner (3) qui le premier, en 1870, avait décrit les
altérations osseuses qu'il avait observées sur 12 enfants syphilitiques. Il croit, au contraire, que loin d'être rares, ces lésions
sont constantes. Deux ans plus tard, Waldeyer et Kobner (4)
affirmaient la même chose. « Ces lésions, disaient-ils, peuvent
dans quelques cas, échapper à l'œil nu, mais toujours l'examen microscopique les décèle. »

Vers la même époque, M. Parrot inaugurait la série de ses
remarquables travaux. Sur 160 enfants qu'il a observés,
en 1877, tous, moins deux, présentaient des altérations
osseuses.

« Parmi tous les systèmes organiques, disait-il, il n'en est

---

(1) Trousseau. De la syphilis chez les enfants (*Gaz. des hôp.* 1848,
p. 79).

(2) Diday. — Sur la syphilis des nouveau-nés et des enfants à la
mamelle.

(3) G. Wagner. Uber hereditare Knochensyphilis, bei jungen kin-
dern. *Virchow's Archiv.* 1870, Bd. L, p. 305.

(4) W. Waldeyer et H. Kobner. Beitrage zur Kentruss der heredi-
tarem knochensyphilis. *Wirchow's Archiv.* août. 1892, Bd. LV, p. 367.

aucun que la syphilis frappe d'une manière plus constante, plus profonde, plus caractéristique que le système osseux.... »

« Le rachidis ne reconnaît pas d'autre cause que la syphilis héréditaire. » (1)

Cette manière de voir est trop exagérée, car la syphilis peut en effet donner parfois un ensemble de lésions du système osseux, qui en imposent pour le rachitisme, mais qui, à l'encontre de ce qu'avance Parrot, ne sont point du rachitisme vrai. Ce dernier ne peut être provoqué par la syphilis, et, en effet, « la syphilis, nous ne la pouvons croire la cause du rachitisme, nous préférons dire qu'elle peut, par elle-même, produire des états pathologiques qui simulent ceux du rachitisme », disait Hutchinson.

Ce sont ces états pathologiques que nous aurons en vue pour notre description. Nous les désignerons sous le nom de *Pseudo-Rachitisme syphilitique*, nom donné par le professeur Fournier.

Lorsqu'on se trouve en présence des enfants ou des adolescents qui sont fils de parents syphilitiques, on constate quelquefois que leur crâne est plus ou moins déformé, et que le squelette entier a subi des déformations qui sont surtout marquées aux membres inférieurs et particulièrement aux jambes.

Les jambes sont déviées ; cette déviation est quelquefois si prononcée, que les enfants ont un genu-valgum. Les modifications qu'a subies le tibia sont assez typiques ; il est incurvé en arc, à convexité antérieure. On a donné à cette déformation caractéristique le nom de déformation en *lame de sabre*.

A part cette déformation on constate souvent un épaississe-

---

(1) Parrot. Syph héréd. et rach. *Progrès médical*, 31 juillet 1880, p. 631.

ment de la crête du tibia, et l'os paraît ainsi très aplati trans-
versalement. Cet os présente çà et là des rugosités et quelquefois des suppurations gommeuses ou des dépressions cicatri-
cielles.

Les fémurs ont le plus souvent subi des déformations anor-
males, qui consistent en une légère exagération de leur courbure
normale.

Les membres supérieurs sont peu déformés ; cependant, le
cubitus et le radius peuvent être plus ou moins tuméfiés.

On peut trouver aussi des tuméfactions sur les côtes qui
siègent surtout sur les extrémités antérieures et donnent ainsi
l'apparence du chapelet rachitique plus ou moins net.

En somme, tuméfactions et déviations des membres, gonfle-
ment des côtes et malformations crâniennes, tels sont en deux
mots les signes principaux du pseudo-rachitisme syphilitique.

Toutes ces manifestations osseuses bien étudiées dans la
thèse de Meneault (1) sont dues à une ostéo-périostite qui
évolue rapidement (forme subaiguë) ou pendant plus longtemps et aboutit à l'hyperostose. Une fois l'hyperostose constituée, les douleurs qui existaient auparavant disparaissent
(Fournier). A une période plus ou moins avancée de la maladie surviennent des suppurations.

On voit donc que tout cet ensemble de lésions constitue
des signes tout à fait particuliers qui permettent de le distinguer du rachitisme vrai, dont ils constituent la forme clinique
qu'il convient de désigner sous le nom de pseudo-rachitisme
syphilitique.

Pour faire le diagnostic, on peut se baser sur les déformations osseuses, qui sont caractéristiques. La présence des stig-

---

(1) Meneault. — Thèse de Paris, 1889.

mates de la syphilis facilitera le diagnostic. Ces stigmates
lorsqu'ils manquent n'empêcheraient pas, d'après J. Meneault,
de méconnaître le pseudo-rachitisme syphilitique. Les signes
propres suffiraient donc pour cela.

A part le pseudo-rachitisme syphilitique que nous venons
d'étudier, le système osseux présente bien d'autres altérations
très importantes à connaître. Ces altérations se rencontrent
dans la plupart des os. Elles siègent en particulier dans les os
longs et le crâne.

a) *Lésions des os longs.* — Les altérations des os longs siègent en particulier au point de jonction de l'épiphyse et de la
diaphyse. Elles consistent en une destruction de la substance
osseuse, destruction qui frappe toutes les parties constituantes
de l'os. Tout d'abord, c'est le périoste qui est atteint. Cette altération consiste dans un épaississement partiel du périoste et de
l'os par la formation d'une sorte d'anneau qui entoure le cylin-
dre osseux et qui fait une saillie souvent de 1 à 2 centimètres.
Ces saillies peuvent même être reconnues à la simple palpation, lorsqu'elles siègent sur un os plus ou moins abordable.
Aussi sont-elles facilement reconnaissables lorsqu'elles siègent
sur l'extrémité supérieure de l'humérus, sur le cubitus ou à la
face interne du tibia.

D'autres fois, l'altération pathologique peut attaquer la
structure interne de l'os, en commençant de dehors en dedans.
Le périoste, à ce niveau, est rouge et épaissi. La couche chon-
droïde qui avoisine le cartilage épiphysaire est notablement
épaissie ; elle est en même temps transparente et molle. Sa couche chondro-calcaire est également épaissie et friable. Le microscope décèle la disparition de la substance fondamentale de
cette couche, qui présente surabondance de dépôts calcaires
dans certains points et absence dans d'autres. Là peuvent s'ar-

rêter les lésions de ces os qui, après avoir présenté un épaississement momentané, reprennent peu à peu leur structure et leurs dimensions normales.

Si, au contraire, la dégénérescence osseuse continue ses progrès, cette transformation aboutit finalement à là production qualifiée par Parrot de *ramollissement gélatiniforme*.

Dans une autre forme de lésion, le tissu spongieux est infiltré par une substance ressemblant à du pus. Les lamelles osseuses sont détruites et il en résulte des pertes de substance et des cavités remplies de liquide puriforme et de débris osseux. La partie osseuse ainsi transformée en une masse fluctuante peut devenir adhérente à la peau et peut même finir par s'ulcérer.

Cette altération gélatiniforme peut s'étendre à toute la largeur de l'os, d'où résulte la disjonction de l'épiphyse avec la diaphyse. L'os se sépare donc en deux parties. Plus rarement, les parties voisines et les articulations s'enflamment, et il s'établit généralement une fistule, analogue à celles qui succèdent aux caries osseuses. Dans quelques cas, l'épiphyse tout entière et l'articulation sont détruites.

Ces lésions du système nerveux amènent une paralysie apparente des membres des nouveau-nés. Cependant, l'intégrité des systèmes nerveux et musculaire fait rejeter cette hypothèse, d'où le nom de *pseudo-paralysie syphylitique du nouveauné* ou *maladie de Parrot*, donné à cette altération des os longs.

Ces lésions, quoique très graves, ne sont cependant pas incurables.

Observation VIII

(Personnelle)

Georges Ch..., âgé d'un mois.

Vu en ville, grâce à l'obligeance de M. le docteur Andrieu, chef de clinique des maladies des enfants.

Antécédents personnels. — Né à terme, l'enfant est allaité naturellement.

Antécédents héréditaires. — Le père a eu la syphilis il y a un an.

La mère a présenté les premiers symptômes de la période secondaire trois à quatre jours après l'accouchement de l'enfant qui fait le sujet de cette observation.

Angine intense, céphalée violente, survenant le soir et disparaissant le matin ; insomnie, douleurs le long des membres, voix voilée, roséole.

Le 20 juin. — La mère nous fait appeler, parce qu'elle a remarqué que depuis trois ou quatre jours, son enfant ne peut remuer le bras droit, qui pend inerte le long du corps.

A la palpation, le tiers supérieur de ce bras présente un bourrelet osseux circulaire, douloureux à la pression. Impotence fonctionnelle non due à la paralysie.

Les cuisses sont également douloureuses à la pression, ainsi que les jambes, qui sont légèrement enflées. La pulpe du doigt, appuyée un peu fortement sur le tibia, y laisse une dépression bien marquée.

En présence de la syphilis paternelle avouée et de la syphilis en pleine évolution secondaire maternelle, nous portons le diagnostic de pseudo-paralysie de Parrot

Traitement : { Liqueur de Van Swieten . . . XX gouttes.
{ Eau distillée. . . . . 20 grammes.

Une cuillerée à café toutes les six heures immédiatement avant la tétée.

Comme il y a un peu de muguet :

Borate de soude. . ⎱
Miel rosat . . . . . ⎰ *aa* 20 grammes.

Sirop de Gibert, 40 grammes à la mère.

26. — L'enfant remue un peu son bras. Le bourrelet osseux du tiers supérieur du bras droit persiste, mais moins volumineux. Douleur réveillée par la pression sur les grands os des membres. OEdème des membres inférieurs ; godet laissé par la pression du doigt.

Même traitement.

30. — Le petit malade remue bien son bras. L'œdème des membres inférieurs a disparu.

Le 6 juillet. — L'enfant a présenté de l'œdème à la région temporale droite, qui n'a persisté que 48 heures.

Même traitement.

Sirop de lactophosphate de chaux à 5/100, 10 grammes.

12. — L'enfant remue bien son bras. Son état général n'a cessé d'être excellent, tout le temps. Parallèlement au raphé ano-rectal, on voit, de chaque côté des fesses, quatre petites ulcérations circinées, comme taillées à l'emporte-pièce. Une autre ulcération absolument ronde se trouve dans le sillon inguino-scrotal gauche.

16. — L'ulcération de la région inguino-scrotale gauche est guérie ; la place qu'elle occupe est rouge.

OBSERVATION IX

Prise dans le service de M. le professeur Baumel et publiée dans
la thèse de M. le docteur Fornari. Thèse de Montpellier 1900.

Le 22 janvier 1900, entrait dans le service de M. le professeur Baumel un enfant né à terme, le 21 décembre 1899, sans présenter aucune manifestation pathologique. Quinze jours environ après sa naissance, la mère s'aperçut que l'enfant ne remuait plus les bras ; il n'existait aucune contracture, les membres étaient au contraire comme disloqués et les mouvements douloureux.

A son entrée dans le service M. le professeur Baumel observe que les membres supérieurs sont atteints d'impotence fonctionnelle et que les mouvements provoqués sont douloureux.

Ces mouvements produisent au voisinage du coude gauche une crépitation fine ; il remarque de plus au niveau du cartilage juxta-épiphysaire supérieur de l'humérus gauche, une petite tumeur dure (exostose).

L'enfant présente un coryza très intense gênant la respiration, des exostoses au niveau de la face interne des tibias et une plaque d'alopécie au niveau du pariétal gauche. M. le professeur Baumel porte le diagnostic de maladie de Parrot.

Il n'y a pas de syphilis avérée, mais la mère a présenté une violente céphalée survenant le soir vers quatre heures et disparaissant le matin ; céphalée, qu'elle aurait eue, il y a sept ans, lors de la gestation d'une sœur aînée du petit malade.

La mère a eu d'autres grossesses et nous notons : un premier enfant mort à dix-huit mois, de rougeole ; elle a eu sept enfants avant son mariage, et d'un père autre que celui de ses enfants ultérieurs. Après son mariage, elle a eu un second enfant mort à cinq ans de tuberculose mésentérique ; un troisième mort à huit ans de méningite ; un quatrième, mort-né sans lésions apparentes et à terme.

Deux ans après cet accouchement, cette femme a une nouvelle grossesse, au cours de laquelle elle présente la céphalée dont nous avons parlé plus haut et accouche à terme d'un enfant du sexe féminin qui, vers l'âge de quatre ans, a présenté une ophtalmie sur la nature de laquelle nous ne sommes nullement fixés et qui aujourd'hui, âgée de sept ans, nous offre une déformation en lame de sabre des tibias avec hyperostose au niveau de leur face interne.

Une sixième grossesse se termine par la naissance d'un enfant qui meurt au dix-huitième jour ; une septième grossesse survient et l'enfant, né à sept mois, présente, au dire de la mère, une inertie des deux membres inférieurs et meurt au dix-neuvième jour. C'est deux ans environ après cette dernière grossesse, qu'est survenue, le 21 décembre 1899, la naissance de l'enfant dont nous nous occupons.

D'après les renseignements donnés par la mère, tous les enfants seraient nés sans manifestation cutanée aucune.

M. le professeur Baumel soumet l'enfant, à son entrée à l'hôpital, au traitement antisyphilitique : XX gouttes de liqueur de Van

Swieten par jour, diluées dans 20 grammes d'eau distillée à prendre par cuillerées à café, une toutes les six heures, immédiatement avant chaque tétée. Il joint à cette médication pathogénique un traitement reconstituant, surtout au point de vue du développement osseux par le sirop de lactophosphate de chaux, qu'il prescrit à la dose de 10 grammes par jour.

Le 12 février, après vingt jours de traitement, l'enfant n'a plus de coryza, les fonctions des membres ont reparu, les mouvements ne provoquent plus aucune douleur et le bras droit a presque recouvré l'intégrité de ses fonctions ; on perçoit toujours l'induration juxta-épiphysaire du bras gauche et les hyperostoses des tibias.

Le 17 février, l'enfant sort complètement guéri de sa pseudo-paralysie et on ordonne à la mère de continuer à faire suivre à l'enfant le traitement par le sirop de lacto-phosphate de chaux.

La mère, ayant très peu de lait, faisait prendre à son enfant, avant son entrée à l'hôpital, une certaine quantité de lait en plus de celui qu'elle lui fournissait elle-même. La suppression de cette nourriture complémentaire fit que l'enfant maigrit et M. le professeur Baumel crut devoir suspendre le traitement spécifique. Ce n'est qu'après la découverte de la cause du dépérissement de l'enfant que du lait lui fut de nouveau administré et le poids de l'enfant augmenta très rapidement.

b) *Altération des os du crâne.* — Les lésions syphilitiques du crâne sont très caractéristiques et très communes. Cependant, **M.** Sevestre fait remarquer que les altérations sont moins caractéristiques que ne l'avait dit Parrot, qu'elles manquent ou sont peu appréciables, que leur présence n'est même pas un signe absolu de la syphilis.

Les manifestations syphilitiques du crâne sont de deux ordres :

a) *Lésions ulcéreuses.*

b) *Lésions ostéophytiques.*

Les *ulcérations* siègent en général au niveau des sutures.

Ce sont le plus souvent de simples érosions de la table externe, circonscrites, taillées à l'emporte-pièce et remplies d'un tissu mou, gélatiniforme. Plus rarement, ces altérations sont diffuses et aboutissent à une exagération de l'état poreux de l'os, qui semble rongé par les mites. Ces lésions se produisent toujours de dehors en dedans et sur le côté du crâne opposé au décubitus.

Les ostéophytes ne s'observent que plus tardivement. Ils sont généralement considérés comme une manifestation tardive de la syphilis héréditaire.

Les ostéophytes se traduisent par des bosselures qui occupent les portions frontales et pariétales du crâne. Si la saillie frontale est double, on a le front dit *olympien*. La saillie médiane frontale présente le *front en carène*. Si les saillies pariétales sont exagérées, les sutures paraissent creusées en véritables sillons, et l'ensemble des mamelons postérieurs séparés par un sillon profond, ressemble à des fesses, d'où le nom de *crâne natiforme* donné par Parrot.

Le développement exagéré de toutes les parties des os du crâne donne l'*hydrocéphalie*.

Si, au contraire, la soudure des sutures se fait prématurément on a la *microcéphalie* ou l'idiotie.

c) *Lésions des os courts.* — La syphilis héréditaire peut attaquer également les os courts. Ces dernières lésions sont bien plus rares et consistent en production de véritables *dactylites syphilitiques,* analogues au *spina vantosa,* mais se localisant surtout aux extrémités des doigts.

CHAPITRE VII

DIAGNOSTIC

Comme il n'est pas toujours facile de reconnaître la syphilis chez le nouveau-né, car il importe de diagnostiquer la maladie, non seulement à l'état d'activité, avec toutes ses apparences, mais encore lorsqu'elle a cessé d'exister et que l'enfant ne porte plus que des traces, il est d'une grande importance de bien connaître toutes les règles sur lesquelles elle repose.

Beaucoup de praticiens ont de la tendance à voir souvent de la syphilis quand ils sont en présence d'une éruption cutanée. Il est donc nécessaire de pouvoir distinguer ces éruptions, qui, par rapport à la syphilis, sont très fréquentes chez les enfants. En effet, les frottements et la malpropreté peuvent irriter la peau fine et délicate du nouveau-né et produire ainsi des lésions, qui prennent l'aspect des accidents spécifiques et font hésiter le praticien le plus consommé.

D'autre part, étant donné que les éruptions syphilitiques se manifestent habituellement sur les parties irritées : les fesses, les cuisses, le pourtour de l'anus, la plante des pieds, le diagnostic certain devient plus difficile.

Etant donné aussi que les cachexies, quelles qu'elles soient, frappent surtout la peau et la muqueuse, et que la syphilis se manifeste souvent par une cachexie, le diagnostic devient encore plus difficile.

Il faut donc, pour poser le diagnostic, se demander si ces accidents sont réellement dus à la syphilis.

De toutes les manifestations de la syphilis héréditaire, les altérations de la peau sont celles qui peuvent être les plus utiles pour le diagnostic. Ces éruptions cutanées ont généralement une teinte violacée qu'un œil attentif distinguera toujours des autres éléments éruptifs.

Le facies a aussi une grande importance pour le diagnostic. La face est atteinte d'une manière plus apparente ; ridée et d'une teinte toute particulière, elle donne à l'enfant l'aspect d'un petit vieillard. « Dans plus d'un cas, dit Trousseau, le médecin, instruit par une longue habitude, diagnostiquera presque à coup sûr la syphilis à la seule vue du visage de l'enfant, et cependant cette coloration ne peut être que grossièrement définie par le discours ».

Les accidents qui éclatent du quinzième jour au troisième mois, et qui consistent en coryza, bulles de pemphigus, ulcérations, plaques muqueuses, etc., seront rapportés à la syphilis héréditaire.

L'athrepsie, la diarrhée, les vomissements d'origine inconnue doivent toujours nous faire soupçonner l'hérédo-syphilis. L'athrepsie, surtout si elle présente les apparences attribuées à la cachexie syphilitique, doit éveiller le soupçon de la contagion.

Les lésions les plus constantes de la syphilis héréditaire sont celles des testicules. «Quand, chez un enfant suspect, on trouve des testicules volumineux, durs comme des billes et indolores, on peut presque toujours affirmer qu'il est atteint de syphilis héréditaire. En dehors de cette maladie, en effet, l'hypertrophie n'est pas commune », dit Sevestre.

A part ces lésions, la syphilis, nous le savons, attaque aussi le foie, la rate et plus spécialement le système osseux, qu'on ne doit jamais négliger d'examiner.

L'enquête doit être faite avec un soin particulier, quand on soupçonne la syphilis chez les parents. Les grossesses antérieures, les avortements *en série,* suivant l'expression adoptée, la céphalée nocturne, fourniront au médecin des renseignements précieux pour poser le diagnostic.

La question du diagnostic de la syphilis héréditaire chez un enfant est importante aussi à un autre point de vue : celui de la nourrice, qu'on va lui donner, si sa mère ne peut pas l'allaiter. Dans le cas où l'enfant est nourri par sa mère, il est moins urgent de se prononcer, puisque, d'après la loi de Colles, le fait d'avoir engendré un syphilitique lui confère une immunité certaine contre la contagion.

Si on doit confier l'enfant à une nourrice pour une cause quelconque, il faut l'examiner avec beaucoup de soin, pour voir s'il ne présente pas d'accidents spécifiques.

CHAPITRE VIII

TRAITEMENT

Nous abordons dans ce chapitre une question des plus importantes dans la pédiatrie : celle du traitement de la syphilis
héréditaire précoce, et des résultats qu'il donne.

Quand un enfant est engendré de parents syphilitiques, deux
cas peuvent se présenter :

> *a*) Enfant sain
> *b*) Enfant syphilitique.

Nous allons examiner séparément ces deux cas :

1° *Enfant sain*. — Certains médecins sont partisans de ne
pas instituer le traitement spécifique et d'attendre les évène-
ments. Mais, d'après Diday, Ricord, Fournier et bien d'autres,
il est utile de soumettre l'enfant au traitement spécifique toutes les fois que son ascendance est douteuse. Très souvent,
l'enfant n'est sain qu'en apparence, car nous savons que les
manifestations viscérales ne sont point rares dans la syphilis
héréditaire. Dans ces cas, on ignore le plus souvent la syphilis chez l'enfant, et la cachexie ne tarde pas à l'emporter

Le *traitement préventif* est donc indiqué toutes les fois que
l'enfant est issu de parents syphilitiques.

2° *Enfant syphilitique.* — La conduite à tenir est aujourd'hui la même pour tout le monde. Elle consiste à traiter l'enfant, et le traiter énergiquement et méthodiquement.

Lorsqu'un enfant est allaité par sa mère ou par une nourrice atteinte de syphilis, il y a deux principaux modes de traitement, qui souvent se complètent l'un par l'autre.

1° Médication générale ;
2°   —   locale.

MÉDICATION GÉNÉRALE

La *médication générale* est la plus importante, et celle qui attaque directement le virus syphilitique. Elle comprend les trois traitements suivants :

a) Traitement direct
b)   —   indirect
c)   —   mixte.

A. — Traitement direct

Le traitement direct sera différent, d'après les accidents de l'hérédo-syphilis que nous aurons à signaler. Ces accidents sont au début secondaires, et plus tard tertiaires.

Pendant les accidents secondaires, c'est au mercure qu'il faut s'adresser, le seul véritable médicament de la syphilis héréditaire. On a reproché à tort à la médication mercurielle de provoquer des troubles gastro-intestinaux. Au contraire, très souvent le mercure est un utile adjuvant contre les diarrhées rebelles.

Il y a trois voies par lesquelles on peut faire absorber à

l'enfant les médications spécifiques. C'est à la voie buccale qu'il faut s'adresser généralement pour l'absorption du mercure.

Sous quelle forme faut-il donner le mercure? Ce sont les sels de mercure qui sont généralement employés. Le *calomel,* à la dose de 1 à 4 centigrammes, est un médicament spécifique. Mais c'est un purgatif très nuisible pour ces enfants déjà très affaiblis par la maladie.

Le *bichlorure de mercure*, administré sous forme de liqueur de Van Swieten, semble avoir la préférence sur tous les autres sels de mercure.

Le traitement de Diday consiste en :

1° Liqueur de Van Swieten, demi-cuillerée à café dans le lait.

2° Tous les deux jours prendre un bain de :

Sublimé. . . . . 2 gr.
Alcool . . . . . 10 —
Eau . . . . . . Q. S.

La liqueur de Van Swieten est recommandée par tous les médecins; on la mélange avec un sirop d'oranger, par exemple, ou bien elle est administrée sous forme de gouttes dans de l'eau sucrée ou dans du lait.

Archambault (1) commence par la dose de 0 gr. 0015 de sublimé pour arriver peu à peu à 5 ou 3 milligrammes au maximum.

L'emploi de la liqueur de Van Swieten permet de doser très exactement la quantité de sublimé qu'on veut administrer:

---

(1) Archambault. *Traitement de la syphilis infantile héréditaire* Paris 1882.

Ainsi, 20 gouttes de cette liqueur correspondent très exacte-
à 1 milligramme de sublimé.

Notre maître, M. le professeur Baumel emploie le traitement
suivant dans la syphilis héréditaire précoce :

Jusqu'à un an. $\left\{\begin{array}{l} \text{Liqueur de Van Swieten.} \quad 20 \text{ gouttes} \\ \text{Eau distillée . . . . } \quad 20 \text{ gr.} \end{array}\right.$

Jusqu'à deux ans $\left\{\begin{array}{l} \text{Liqueur de Van Swieten. . XXXX gouttes.} \\ \text{Eau distillée.. . . . . . } \quad 20 \text{ grammes.} \end{array}\right.$

en quatre fois dans du lait sucré toutes les six heures, ou si
l'enfant tette, la solution sera donnée seule aux mêmes inter-
valles mais avant la tétée.

Le *protoïdure de mercure* est rarement employé chez les
enfants, car il détermine une irritation de la muqueuse intestinale.

Moncorvo (1) a expérimenté le traitement de la syphilis infantile par les injections sous-cutanées de sels mercuriels qui
lui ont donné des résultats satisfaisants. L'huile grise et le
sublimé, à la dose de 1 à 2 milligrammes, ont été successivement employés.

D'après M. le professeur Baumel, « ce moyen thérapeutique
douloureux doit être en général rejeté, car il pourrait favoriser
les convulsions (2) ».

On a conseillé les frictions mercurielles au pli du coude, à
l'aine, au creux poplité avec l'onguent napolitain, qui sera employé à la dose de 1 à 2 grammes matin et soir. Toutefois, il faut

---

(1) Moncorvo et Ferriera. — Du traitement de la syphilis infantile
par les injections sous-cutanées de sels mercuriels. *Revue des maladies de l'enfance*, 1891, p. 290.

(2) Baumel. — *Nouveau Montpellier médical*, 17 février 1901.

avoir soin de bien laver, quelques heures après, les endroits où on fait ces frictions pour éviter toute inflammation cutanée, due au mercure.

Parrot recommande les frictions avec onguent napolitain double, 1 gramme, axonge 2 grammes.

Les menaces d'accidents tertiaires seront traitées par le sirop de Gibert, à la dose d'une demi-cuillerée à café par vingt-quatre heures, dans un peu d'eau. Le sirop de Gibert sera donc une transition entre le mercure et l'iodure de potassium.

L'iodure de potassium sera donné en pleine évolution tertiaire de la syphilis héréditaire, à la dose, suivant l'âge, de 0,10, 0,20, 0,30, 0,40, et même 1 gramme, en potion.

B. — Traitement indirect

Le traitement indirect consiste à administrer la médication, soit à la mère, soit à la nourrice que l'enfant tette, soit enfin à un animal dont il prend le lait. Dans ce dernier cas, une ânesse ou une chèvre, préalablement rasée et frottée d'onguent napolitain, peut fournir le lait médicamenteux.

Cette médication le plus souvent est insuffisante à combattre les accidents. D'après les analyses faites par Berthollet, Reveil, Lutz et bien d'autres, il résulte que le lait des femmes soumises au mercure ne contient ou contient peu de ce médicament.

C. — Traitement mixte

Cette méthode constitue à combiner le traitement direct avec l'indirect. Elle a été préconisée par Trousseau, Gailleton et d'autres.

Gailleton (1) croit que le traitement de la mère est indispensable. Il fait remarquer que toutes les fois que l'on traite l'enfant seul sans traiter la mère, l'enfant meurt. Il en excepte les cas où la mère n'est pas syphilitique, ou présente une syphilis bénigne.

2° MÉDICATION LOCALE

Nous avons peu de choses à dire pour la médication locale, qui s'adresse principalement aux manifestations muqueuses et cutanées de la syphilis héréditaire précoce ; les plaques muqueuses, le coryza, seront traités par des topiques; un des plus employés est le suivant :

Liqueur de Van Swieten, 2 grammes
Miel rosat,   20 —

Le traitement antisyphilitique, chez l'enfant, doit être fait aussi sérieusement que chez l'adulte : il faut de la *patience,* de la *persévérance,* et le continuer pendant *longtemps,* c'est-à-dire *des années* (Baumel).

---

(1) Gailleton et Dross.— Mortalité des nouveau-nés syphilitiques, *Lyon-Médical,* 1874, t. I, p. 105.

Après le traitement, on surveillera l'enfant un certain temps, afin de reprendre le spécifique à première manifestation nouvelle. On se défiera surtout du sevrage, de la dentition et des maladies de toutes sortes, qui sont très souvent des causes de rechute.

Chez l'enfant syphilitique, le régime occupe une très grande place du traitement.

Dross a constaté la mortalité considérable des nouveaunés syphilitiques, et il insiste sur l'importance de l'allaitement maternel. Il fait remarquer que dans la clientèle civile, où l'enfant est généralement nourri par sa mère, la mort est l'exception. A l'hôpital, au contraire, où les enfants sont nourris généralement au biberon, ils meurent fatalement.

CONCLUSIONS

Il ressort de ce court travail que :

1. La syphilis héréditaire et la syphilis congénitale sont deux modalités différentes de transmission de la syphilis des parents au produit de la conception.

2. L'hérédité syphilitique n'est pas fatale, même en supposant les deux conjoints infectés.

3. Lorsque les deux parents sont diathésés, le fœtus a fort peu de chance d'échapper à la contagion, et le danger est d'autant plus grand que les conjoints sont plus près des accidents primitifs.

4. Les chances de non-infection augmentent pour l'enfant, si l'un des deux parents est seulement syphilitique, et elles sont plus grandes si c'est le père qui est atteint de syphilis.

5. Une mère syphilitique engendre presque toujours un enfant infecté ; si elle a été contaminée pendant les deux ou trois derniers mois de la grossesse, l'enfant peut échapper à la contagion.

6. L'enfant naît syphilitique ou présente rapidement des manifestations syphilitiques qui peuvent être muqueuses, cutanées ou viscérales. Les lésions osseuses occupent une large place dans l'hérédo-syphilis.

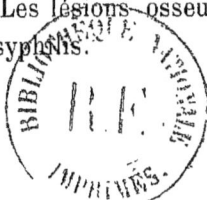

7. La syphilis héréditaire peut être divisée en trois formes principales : fœtale, précoce et tardive.

8. La syphilis héréditaire précoce est celle qui se manifeste pendant les deux premières années après la naissance. Ces accidents apparaissent généralement dans les trois premiers mois de la vie.

9. Le pronostic de la syphilis héréditaire précoce est extrêmement grave.

10. Le traitement des hérédo-syphilitiques consiste dans la médication mercurielle, par le sublimé à l'intérieur (liqueur de Van Swieten), au moment des accidents secondaires et dans la médication iodurée (iodure de potassium) au moment des accidents tertiaires.

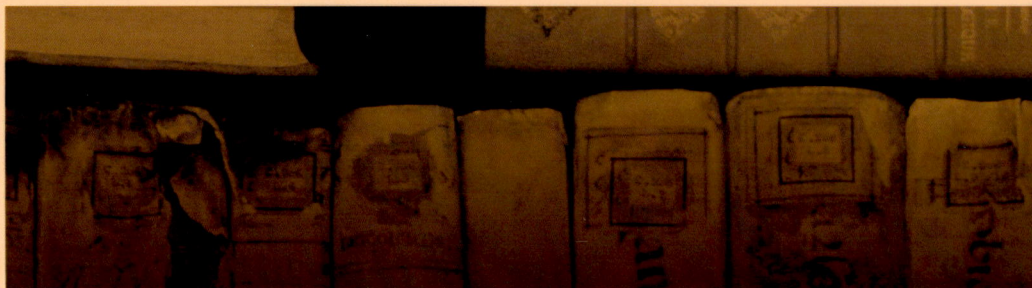

Contribution à l'étude des communications
fistuleuses entre l'oesophage et les voies aériennes /
par le Dr Henri Sirot,...

http://gallica.bnf.fr/ark:/12148/bpt6k5544574k

hachette LIVRE   {BnF   gallica BIBLIOTHÈQUE NUMÉRIQUE

9 782014 469226

INDEX BIBLIOGRAPHIQUE

ABA. — Thèse de Paris, 1896.

BAUMEL. — *Nouveau Montpellier Médical*, 1901.
— Leçons cliniques.

BRISSAUD. — Leçons sur les maladies du système nerveux. Paris, 1895.

BUDA. — Annales de dermat. et syphiligr. 1887.

CHARCOT. — Arch. Phys., 1873.

CHAUFFART. — Traité de médecine.

COMBY. — Traité des maladies de l'enfance.

CORNIL et RANVIER. — Manuel d'histologie pathologique.

COUPLAND. — *Brit. Med. Journ.*, 1875.

D'ASTROS. — *Marseille-Médical*, 1891.

DIDAY. — Sur la syphilis des nouveau-nés et des enfants à la mamelle.

DIEULAFOY. — Manuel de pathologie interne. Paris, 1898.

FOURNIER. — Syphilis héréditaire précoce.
— Syphilis héréditaire tardive.
— Syphilis et mariage.
— Médecine Moderne.
— De l'influence dystrophique de l'hérédo-syphilis.

GAILLETON et DROSS. — *Lyon-Médical*, 1874.

GRASSET et RAUZIER. — Traité des maladies du système nerveux.

GUBLER. — Mém. de la Soc. de Biologie.

HASLAND. — Hospt. Tidende, 1882.

HARTEMEN. — Thèse de Nancy, 1898.

LANCEREAUX. — Traité de la syphilis.

MENEAULT. — Thèse de Paris, 1889.

MONCORVO et FERRIERA. — *Revue des maladies de l'enfance*, 1891.

OBEDENARD. — Soc. de chirurgie de Paris, 1875.

PARROT. — La syphilis héréditaire et rachitis. Paris, 1886.
 — *Progrès Médical*, 31 juillet 1880.

RIOCREUX. — Thèse de Paris, 1888.

TROUSSEAU. — *Gaz. des Hôpit.*, 1848.

VAGNER. — Virchow's Archiv.

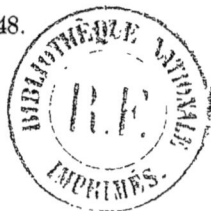

www.ingramcontent.com/pod-product-compliance
Lightning Source LLC
Chambersburg PA
CBHW071528200326
41519CB00019B/6120